INTERVALLFASTEN 16:8 FÜR ANFÄNGER

Wie Sie gesund abnehmen und ihr Traumgewicht dauerhaft halten inkl. 14 Tage Essens - und Abnehmplan

Alexandra Sommer

ISBN – 9798685307453

INHALTSVERZEICHNIS

Einleitung 7

Das 16:8 Prinzip 9

Andere Fastenansätze 15

Worauf Sie beim Einkaufen achten müssen 16

Wie werden Sie Bauchfett am besten los? 17

Rezeptsammlung 19

Frühstück 21

Buntes Gemüse mit Eiern 22

Mediterranes Omelett mit Parmesan 24

Dinkelmüsli mit Obst 26

Frischer, exotischer Smoothie 28

Roggenbrot mit scharfem Frischkäse 30

Roggenbrot mit Pflaumenmus und Quark 32

Salat aus Quinoa, Aprikosen und Blaubeeren 33

Waldbeeren-Smoothie 35

Früchtequark mit Honig 36

Mittag 37

Überbackener Blumenkohlreis 38

Veganer Linsensalat 40

Gebackenes Hähnchen mit Gemüse 42

Orientalischer Bohneneintopf 44
Zoodle-Salat mit Pinienkernen 46
Gebratener Lachs mit Gemüse 48
Köstliche Tortilla mit Brokkoli und Mais 50
Aromatische Pasta mit Riesengarnelen 52
Gebratenes Hähnchenbrustfilet mit Gemüsepüree 55
Abend 57
Hähnchenkeule mit selbstgemachtem Krautsalat 58
Zoodle-Salat mit Walnüssen 60
Gebratene Putenbrust mit Brokkoli 62
Aromatische Gemüsesuppe mit Kokos 64
Mediterraner Abendsalat mit Schinken und Pfirsich 66
Selbstgemachte scharfe Paste mit Brot 68
Brot mit köstlichem Rührei 70
Seelachsfilet mit Gemüse 72
Kichererbsensalat mit Koriander 74

14-Tage Ernährungsplan 77
Tag 1 78
Tag 2 80
Tag 3 82
Tag 4 84
Tag 5 86
Tag 6 88
Tag 7 91
Tag 8 93
Tag 9 95

Tag 10 97
Tag 11 99
Tag 12 101
Tag 13 103
Tag 14 105

Schlusswort 107

Haftungsausschluss 108

Einleitung

Die meisten Menschen kennen das Konzept des Fastens mit einem religiösen Hintergrund. Auch wenn Sie vielleicht selbst noch nie selbst gefastet haben, so kennen Sie bestimmt eine oder mehrere Personen in Ihrem Bekanntenkreis, die dies in regelmäßigen Abständen machen. Beim religiösen Fasten steht der Glaube im Vordergrund.

Außerdem machen viele Menschen einmal im Jahr oder öfter eine Saftkur als Heilfastenzeit. Bei diesem Prozess wird das Augenmerk dann auf den Körper gerichtet. Wenn ein Mensch heilfastet, dann reinigt und entschlackt er seinen Körper. Während der Fastenzeit, die meist einige Tage bis hin zu einer Woche anhält, dürfen nur Gemüsebrühe und Honig verzehrt werden, sowie selbstverständlich Wasser und frische Kräutertees ohne Zucker. Ziel ist, den Körper von Schadstoffen, die sich in ihm absetzen, zu befreien. Während dieser Tage achten Sie dann nicht nur darauf, Ihrem Körper keine neuen Schadstoffe zuzuführen, Sie versuchen auch, Ihre Seele und Ihren Geist zu entschlacken. Sie widmen sich den Themen in Ihrem Leben mit besonders viel Aufmerksamkeit und suchen dabei aus, welche Dinge Sie besonders beschäftigen und welche bei näherer Betrachtung eigentlich lediglich Ballast darstellen.

Das bedeutet beispielsweise, dass Sie sich Büchern, Musik und anderen beruhigenden Dingen widmen, während Sie versuchen, den Medienkonsum und die Verwendung von elektronischen Endgeräten möglichst weit zu reduzieren.

Und dann gibt es das Intervallfasten. Dem Namen nach handelt es sich hierbei um folgendes Konzept: Es wird gefastet, wobei in dieser Zeit keine Nahrungsmittel eingenommen werden, doch dieser Prozess wird in regelmäßigen Abständen unterbrochen, um dann gezielter Nahrungsmittel zu sich zu nehmen.

Dem Intervallfasten werden zahlreiche gesundheitliche Vorteile zugeschrieben. Zunächst einmal, und damit wären wir beim meistgenannten Grund für die Einführung des Intervallfastens, um eine Gewichtsreduzierung voranzutreiben. Denn Intervallfasten ist die ultimative Methode, um gesund abzunehmen – ohne Kalorien zählen zu müssen und ohne Heißhungerattacken heraufzubeschwören. Denn im Grund genommen können Sie alles in gesunden Mengen zu sich nehmen, Sie müssen dabei lediglich beachten, um welche Uhrzeit Sie dies tun.

Doch Intervallfasten hilft nicht nur beim Abnehmen, es verbessert die allgemeine Lebensqualität, unterstützt die Verdauung, verbessert die Qualität des Schlafs und wird auch bei Diabetes Typ 2, sowie bei unterschiedlichen Krebstherapien eingesetzt.

Es ist nicht länger modern, durch Crashdiäten innerhalb weniger Tage oder Wochen sehr viel Gewicht zu verlieren, denn Wissenschaftler haben mittlerweile herausgefunden, wie ungesund dies ist. Stattdessen werden Methoden wie das Intervallfasten immer angesagter, denn sie schonen den Organismus und können dadurch auch einen Jo-Jo-Effekt verhindern. Darüber hinaus bringen sie eindrucksvolle Resultate mit sich, wenn sie helfen wirklich beim Abnehmen und das sogar dauerhaft. Allerdings wird das Intervallfasten auch nicht wie eine Diät eingeführt, die Ihren Alltag über einen bemessenen Zeitraum hinweg bestimmt, anschließend aber wieder über Bord geworfen wird. Das Intervallfasten wird fest in Ihren Alltag und Ihre Gewohnheiten integriert und somit zu einem Lebensstil.

In den folgenden Kapiteln lernen Sie, was Sie im Zusammenhang mit dem Intervallfasten beachten müssen, welche Methode die beliebteste ist, weil sie sich sehr gut an den normalen Tagesablauf anpassen wird und wie Sie das Intervallfasten fest in Ihrem Leben verankern können.

Doch damit nicht genug, ich gebe Ihnen außerdem hilfreiche Tipps mit an die Hand, die Ihnen bei der Reduktion von Bauchfett helfen wird. Darüber hinaus wartet eine Rezeptsammlung mit köstlichen Rezepten auf Sie.

Besondere Unterstützung in der Anfangszeit erhalten Sie durch den 14-tägigen Ernährungsplan, der am Ende dieses Buches darauf wartet, von Ihnen in die Tat umgesetzt zu werden.

Ich wünsche Ihnen viel Spaß beim Lesen und freue mich, dass auch Sie mit dem Intervallfasten beginnen möchten!

Das 16:8 Prinzip

Die sogenannte 16:8 Methode des Intervallfastens gehört zu den Methoden, die auf Grund ihrer Effizienz und ihrer einfachen Umsetzbarkeit überaus beliebt ist. In diesem Kapitel werden wir uns den Vorteilen und der praktischen Umsetzung dieser Fastenmethode widmen und ich freue mich darauf, diese Reise mit Ihnen gemeinsam antreten zu können.

Besonders beliebt ist diese Fastenmethode bei Menschen, die in ihrer Vergangenheit bereits verschiedene Diäten erfolglos durchgeführt haben. Wobei der Erfolg selbstverständlich auf lange Sicht zu bemessen ist. Viele Diäten scheinen in den ersten Tagen wirksam zu sein, die Pfunde beginnen zu purzeln und der Heißhunger kann durch die Motivation noch kontrolliert werden. Doch bereits nach kurzer Zeit wendet sich das Blatt. Das Gewicht kann nicht mehr weiter reduziert werden, denn der Körper verfällt in eine Art Energiesparmodus, wichtige Körperfunktionen werden eingestellt und die Heißhungerattacken schlagen mit einer solchen Wucht zu, dass sie einen vollkommen überwältigen. Innerhalb kürzester Zeit hat man das gesamte abgenommene Gewicht wieder zugenommen und kann sich glücklich schätzen, wenn es dabeibleibt und nicht zusätzliche Pfunde hinzukommen.

Die 16:8 Methode ist vor allem deshalb so beliebt, weil sie sich sehr einfach an den normalen Tagesrhythmus anpassen lässt. Doch lassen Sie uns diese Methode einmal näher betrachten:

Es handelt sich um eine Form des stundenweisen Fastens, wobei die 16 und die 8 für die Stunden stehen, an denen gegessen und gefastet wird. Wie Sie erkennen können, bilden 16 und 8 in der Summe 24 und somit die Stunden eines ganzen Tages. Sie werden nun damit beginnen, 16 Stunden des Tages zu fasten und Ihre Mahlzeiten innerhalb der restlichen 8 Stunden einzunehmen. Das klingt zunächst einmal nach einer sehr langen Fastenzeit, doch Sie werden schnell merken, dass diese Methode im Alltag sehr leicht umzusetzen ist. Schließlich fällt Ihr täglicher Schlaf auch unter die Zeitspanne der 16 Stunden. Wir können das Prinzip 16:8 sehr leicht an einem konkreten Beispiel veranschaulichen.

Nehmen wir an, Sie stehen unter der Woche um 6.30 Uhr auf und gehen um 22.30 Uhr abends ins Bett. Das bedeutet, dass Sie täglich acht Stunden schlafen und in dieser Zeit selbstverständlich keine Lebensmittel zu sich nehmen. Diese acht Stunden können Sie deshalb von den 16 Stunden Fastenzeit abziehen. Bleiben noch acht Stunden, in denen

Sie tagsüber keine Nahrungsmittel zu sich nehmen dürfen. Wenn wir das Beispiel durchrechnen, dann nehmen Sie um 10 Uhr am Morgen Ihr Frühstück ein und um 18 Uhr abends sind Sie mit Ihrer letzten Mahlzeit fertig. Selbstverständlich können Sie die Zeitspanne auch versetzen. Wenn Sie morgens unbedingt frühstücken müssen, bevor Sie das Haus verlassen, dann dürfen Sie am Nachmittag Ihre letzte Mahlzeit für den Tag einnehmen. Wichtig ist, dass Sie stets die Zeitspanne von acht Stunden ab Ihrer ersten Mahlzeit des Tages berechnen und einhalten. Darüber hinaus sollten die Uhrzeiten eine Regelmäßigkeit aufweisen, damit sich Ihr Körper an die neue Ernährungsform gewöhnen kann und in einen Rhythmus finden kann.

Wenn Sie den Zeitraum Ihrer Nahrungsmittelaufnahme begrenzen, dann nehmen Sie dadurch automatisch weniger Kalorien zu sich. Da die Mahlzeiten an sich jedoch vollwertig sind, merkt der Körper nicht, dass Sie die Kalorien reduzieren. Er verfällt nicht in den Sparmodus und beginnt stattdessen, die notwendigen Kalorien aus seinen Fettreserven zu beziehen, aus diesem Grund wird die Gewichtsreduktion durch das Intervallfasten so schnell und wirkungsvoll angekurbelt. Die tatsächliche Fettverbrennung setzt allerdings erst gut sechs Stunden nach der letzten Mahlzeit ein. Aus diesem Grund ist es wichtig, die Fastenzeitspanne von 16 Stunden einzuhalten, um die Fettverbrennung möglichst weit voranzutreiben.

Hinzu kommt, dass sich Ihre Schlafgewohnheiten verbessern und sich Ihr Körper deutlich besser erholen kann, wenn Sie im Intervall fasten. Vor dem Schlafengehen nehmen Sie nun nämlich keine abendlichen Snacks auf dem Sofa mehr ein. Ihr Körper ist deshalb nachts nicht mehr mit der Verdauung beschäftigt, sondern kann sich stattdessen auf die Regenerationsprozesse konzentrieren. Sie können tiefer schlafen und fühlen sich am Morgen deutlich erholter.

Wenn Sie in Ihren neuen Rhythmus gefunden haben, dann werden Sie merken, dass Sie keine Heißhungerattacken mehr bekommen, wie es bei anderen Diäten durchaus der Fall war. Das liegt daran, dass sich Ihr Blutzuckerspiegel auf Grund der Fastenperiode sehr viel stabiler verhält als noch zuvor. Außerdem verzehren Sie sehr viele vollwertige Lebensmittel, deren Zucker (aus Kohlenhydraten) langsam und gleichmäßig vom Organismus aufgenommen wird. Sie haben über den Tag hinweg eine deutlich gleichmäßigere Energie, verspüren nachmittags kein Tief mehr und können sich auch abends noch konzentrieren.

Ein weiterer Vorteil der 16:8 Methode? Sie lässt sich sehr leicht an spezielle Events oder Ausnahmen anpassen. Während andere Diäten oder Ernährungsformen Sie in Ihrer Freiheit einschränken und zum Beispiel mit sich bringen, dass Sie nicht mehr mit Freunden ausgehen können, weil Sie die vorgeschriebenen Nahrungsmittel in keinem Restaurant finden, ist das beim Intervallfasten anders. Sie sind am Wochenende auf eine Hochzeit eingeladen und wissen bereits im Voraus, dass Sie noch bis spät in den Abend hinein feiern und essen werden? Dann beginnen Sie Ihr Essensintervall an diesem Tag einfach deutlich später.

Zur besseren Veranschaulichung fasse ich die Vorteile des 16:8 Intervallfastens an dieser Stelle für Sie zusammen:

1) Flexibel an den Alltag anzupassen: Sie sind auf der Suche nach einer langfristigen Ernährungsform, die sich an Ihren Alltag anpasst? Die meisten Diäten haben es in sich. Sie sind mit hohem Aufwand und einem ausgesprochen großen Maß an Konzentration verbunden. Das bedeutet: Sie können die Diät durchziehen, wenn Sie dafür Ihren Alltag schleifen lassen. Denn die aufwendige Zubereitung der Rezepte, die strikten Essenszeiten und der emotionale Aufwand sind nicht mit einem normalen Arbeitsalltag vereinbar. Anders ist es beim Intervallfasten, besonders bei der 16:8 Methode. Sie bereiten sich dieselben Mahlzeiten zu, wie für den Rest der Familie und auch Kalorienzählen ist nicht notwendig. Stellen Sie sich einen Wecker, um den Beginn und das Ende der Fastenzeit zu bestimmen. Darüber hinaus sind Sie sehr flexibel und unabhängig von einer Diät. Es steht ein Familienessen an? Sie möchten mit einer Freundin ins Kino gehen und sich dort Chips und Cola gönnen? Ihr Kind hat Geburtstag und Sie möchten ein großes Stück der Geburtstagstorte verschlingen? – Alles kein Problem!
2) Besserer Schlaf: Guter Schlaf ist weitaus wichtiger für den Körper, als Sie vielleicht annehmen. Der menschliche Körper kann als Maschine verstanden werden, die Tag und Nacht arbeitet. Tagsüber sind Sie sich dessen bewusst, denn Sie bewegen sich aktiv. Doch auch in der Nacht laufen Prozesse ab, die sehr wichtig sind. Ihr Bewusstsein erholt sich von den Strapazen des Tages, während in Ihrem Körper weiter wichtige Aufgaben erledigt werden. Die Verdauung ist eine dieser Aufgaben. Sie kostet nicht nur Zeit, sondern auch eine immense Kraft und Konzentration. Wenn Sie essen, dann wandert diese Konzentration in die Gegend Ihres Verdauungstrakts. Das nimmt mehrere Stunden in Anspruch, in denen sich Ihr Körper nicht den anderen wichtigen Prozessen widmen kann, die auch bearbeitet werden müssen. Wenn Sie bereits einige Stunden vor dem Zubettgehen Ihre letzte Mahlzeit einnehmen, dann ist der Magen bis zu dem Zeitpunkt Ihres Einschlafens bereits geleert. Ihr Körper kann sich in der Nacht auf die anderen

wichtigen Aufgaben konzentrieren, die er erledigen muss. Die Tiefschlafphase kann außerdem gar nicht erreicht werden, wenn Ihr Magen voll ist. Setzen Sie stattdessen abends auf leichtere Kost und machen Sie noch einen kleinen Spaziergang. Das Ergebnis? Sie fühlen sich morgens fitter und vitaler.

3) Die Fettverbrennung ankurbeln: Besonders im Bauchbereich sammeln sich Fettpolster an, die gesundheitsschädlich sind. Sie können Katalysatoren für Diabetes, sowie Herzinfarkt und andere Krankheiten sein. Dieses viszerale Bauchfett loszuwerden ist jedoch alles andere als einfach. Sicher, Sie können gezielt Ihre Bauchmuskeln trainieren, das bedeutet aber nicht, dass Sie das Fett auch an den gewünschten Stellen abbauen können. Wenn Sie im Intervall fasten, dann gelangen Sie beim 16:8 Modell auf ganze 8 Stunden Fastenzeit. Denn Sie müssen davon ausgehen, dass der Körper nach der letzten Mahlzeit etwa 8 Stunden benötigt, um den Verdauungsprozess vollständig abzuschließen. Nach diesem Zeitraum jedoch kommt es zur Ketose. Der Körper beginnt damit, die Fettreserven zu mobilisieren, denn ihm steht keine Energie mehr von der letzten Mahlzeit zur Verfügung. Das Bauchfett ist das erste, dass in diesem Zusammenhang verbrannt wird, sodass Sie dieses gefährliche Fett genau an den richtigen Stellen loswerden.
4) Kein Energiesparmodus: Bei den meisten Diäten müssen Sie Kalorien zählen und Ihrem Körper über einen langen Zeitraum hinweg weniger Kalorien zuführen, als Sie verbrennen. Denn Körperfett lässt sich in Kalorien messen. Nehmen wir an, Ihr Tagesverbrauch liegt bei 2000kcal am Tag. Bei einer Standarddiät würde Ihnen jetzt beispielsweise dazu geraten werden, dass Sie über den Tag verteilt nur 1500kcal zu sich nehmen. Das Defizit sorgt dafür, dass der Körper auf Fettreserven zurückgreift und diese langsam abbaut. Es gibt jedoch folgendes Problem: wenn Sie Ihrem Körper über einen längeren Zeitraum hinweg zu wenig Kalorien zuführen, dann fällt er in einen Zustand, der als Energiesparmodus bezeichnet werden kann. Ihr Körper reagiert auf die Signale, die Sie ihm senden. Dazu gehört eben auch, dass er davon ausgeht, das Essen sei sehr knapp. Er fängt an, wichtige Prozesse einzustellen, um Kalorien zu sparen. Wer weiß schließlich, ob es eine nächste Mahlzeit geben wird? Problematisch ist, dass es nicht nur zu einem Stillstand der Gewichtsabnahme kommt, was Ihre Motivation trübt und Sie dazu bringt, am Sinn der Diät zu zweifeln. Hinzu kommt aber, dass wirklich wichtige Prozesse im Körper unterbunden werden, was langfristig gesundheitsschädlich sein kann.

Wenn Sie 16:8 fasten, dann nehmen Sie insgesamt auch weniger Kalorien zu sich, der Körper merkt dies aber nicht, weil Sie sich regelmäßig Sattessen. Deshalb haben Sie beim Intervallfasten die positiven Vorzüge des Kaloriendefizits ohne die negativen Folgen, die bei anderen Ernährungsweisen auf Sie zukommen können.

5) Bessere Haut: Wir leben in einer Welt des Überflusses. Das sind wir von Kindertagen gewöhnt, uns wird jedoch nicht bewusst, welche Auswirkungen das auf unseren Körper hat. Wenn Sie sich damit auseinandersetzen, wie viel Sie täglich essen sollten und wie viel Sie tatsächlich essen, dann werden Sie feststellen, dass Sie Ihrem Körper weitaus mehr Essen zur Verfügung stellen, als er tatsächlich braucht. Dies hat auch für das Hautbild entscheidende Folgen. Ernähren Sie sich im Dauerüberfluss, dann bildet die Leber das Wachstumshormon IGF-1. Dieses wiederum sorgt für Akne und ein unreines Hautbild. Wenn Sie täglich mehrere Stunden fasten, wird die Produktion dieses Hormons in den Stunden unterbrochen. Das hat zur Folge, dass sich Ihre Haut ein wenig erholen kann und Sie schon nach relativ kurzer Zeit ein weitaus reineres Hautbild aufweisen.
6) Kein Muskelabbau: Wenn Sie eine Diät halten und deshalb weniger Kalorien zu sich nehmen als Ihr Körper täglich verbraucht, dann fängt der Körper an, sich die notwendige Energie aus den Reserven der Zellen zu holen. Ziel ist, dass die Energie aus den Fettzellen stammt. Doch in sehr vielen Fällen baut der Körper zuerst die Muskeln ab, was zu einem starken Einbruch der Motivation führt. Sie halten Diät und treiben Sport, trotzdem merken Sie, dass sich Ihr Körper nicht zum Positiven verändert, sondern stattdessen alle so gewünschten Muskeln abbaut. Beim Intervallfasten ist das anders. Sie geben Ihrem Körper täglich ausreichend Zeit, in der er nicht mit der Verdauung beschäftigt ist. Diese Zeit nutzt er, um stattdessen Autophagie zu betreiben. Er recycelt Stoffe, die Sie zu sich genommen haben, und lagert diese in den Muskeln ab. Anders als bei anderen Diäten können Sie deshalb mit dem Intervallfasten durchaus Muskeln aufbauen.
7) Bessere Verdauung: Die Darmflora ist höchst komplex. Gute und schlechte Bakterien tummeln sich im Darm. Sie sind ausschlaggebend für die Verdauung und damit für die allgemeine Gesundheit eines Menschen. Wenn Sie täglich mehr zu sich nehmen als Ihr Körper benötigt, dann strapazieren Sie damit nicht nur die Verdauung, Sie fördern auch die übermäßige Vermehrung schlechter Bakterien. Durch das Intervallfasten wird dieser schlechte Kreislauf im Darm unterbrochen. Endlich haben die guten Bakterien die Chance, sich auch zu vermehren und das Gleichgewicht der Darmflora wieder herzustellen. Die Verdauung wird angeregt und Sie können erkennen, was es bedeutet, eine gesunde Verdauung zu haben.
8) Kein Heißhunger: Jedes Mal, wenn Sie eine Mahlzeit zu sich nehmen, steigt der Blutzuckerspiegel an. Der Zucker, der sich auch hinter Kohlenhydraten verbirgt, gelangt durch den Mund, über die Speiseröhre in den Magen, wo er in seine Einzelteile zersetzt wird. Dann wandert er weiter in den Darm, wo er durch die Darmwände aufgenommen wird und in den Blutkreislauf gelangt. Er wandert in der Blutbahn zu den einzelnen Zellen, in die er mit Hilfe von Insulin aufgenommen werden kann. Das Insulin wird

in der Bauchspeicheldrüse produziert und dient als Schlüssel. Es wird ausgeschüttet, wenn der Körper erkennt, dass große Mengen an Zucker in das Blut gelangt sind. Der Blutzuckerspiegel steigt also kurz nach der Nahrungsaufnahme an und sinkt anschließend rapide, sobald der Zucker in den einzelnen Zellen aufgenommen wird. Die Schwankungen des Blutzuckerspiegels sorgen nicht nur dafür, dass Ihre Konzentrationsfähigkeit, sowie Ihre Produktivität sinken. Sie begünstigen auch den Heißhunger. Ist der Zuckerspiegel im Blut gefallen, so wird Ihnen signalisiert, dass Sie wieder neuen Zucker brauchen. Heißhungerattacken sind die Folge, die zu Stimmungsschwankungen und dem Misserfolg der Diät führen. Wenn Sie im Intervall fasten, dann halten Sie den Blutzuckerspiegel über einen langen Zeitraum hinweg konstant. Sie sind nicht nur leistungsfähiger, sondern leiden auch nicht an Heißhungerattacken.

9) Kein Jo-Jo-Effekt: Das Intervallfasten ist keine kurzfristige Diät, die Sie durchhalten, bis Sie Ihr Traumgewicht erreicht haben und sie anschließend in großem Bogen wieder aus Ihrem Leben katapultieren. Intervallfasten ist eine langfristige Umstellung. Sie lebt nicht davon, dass Sie täglich Kalorien zählen und sich in Stress versetzen, sondern davon, dass Sie Ihre Ernährungsgewohnheiten so umstellen, dass Sie für Ihren Körper arbeiten, statt gegen ihn anzukämpfen. Sie müssen auf nichts verzichten und können sich ohne schlechtes Gewissen Ihre Lieblingsgerichte gönnen. Selbstverständlich immer in den Zeitfenstern, in denen Sie nicht fasten. Der Vorteil daran: Sie entwickeln keine Gelüste, die Sie dann nach Beendigung einer zeitlich begrenzten Diät maßlos in sich hineinstopfen, wodurch es zum Jo-Jo-Effekt kommen würde. Ein weiterer Grund für den allzu bekannten und gefürchteten Jo-Jo-Effekt ist außerdem, dass sich Ihr Körper an Ihre Gewohnheiten anpasst. Sie haben über einen längeren Zeitraum hinweg konsequent weniger Kalorien zu sich genommen, als Sie benötigen? Dann geht Ihr Körper davon aus, dass eine Hungersnot bevorsteht. In dem Moment, in dem Sie die Diät beenden und zu Ihren alten, schädlichen Ernährungsgewohnheiten zurückkehren, werden die Fettzellen innerhalb kürzester Zeit wieder gefüllt. Denn wer weiß, wann die nächste Hungerperiode ansteht?

Andere Fastenansätze

Wenn Sie sich mit dem Intervallfasten auseinandersetzen, dann werden Sie feststellen, dass es noch andere Ansätze gibt. Sie unterscheiden sich von der 16:8 Methode vor allem in der Länge der einzelnen Intervalle.

Es gibt auch Fastenmethoden, bei denen in Tagen gezählt wird, anstatt in Stunden. Die 5:2 Methode sieht beispielsweise vor, dass Sie an fünf Tagen in der Woche normal essen, zu allen Uhrzeiten und in herkömmlichen Mengen. An zwei Tagen in der Woche essen Sie jedoch nicht (es wird eine Maximalmenge von 500 bis 600 kcal an diesen Tagen vorgesehen). Wie Sie sich die Woche einteilen und ob Sie an zwei aufeinanderfolgenden Tagen fasten, das können Sie sich aussuchen. Die Methode des alternierenden Fastens beruht darauf, dass Sie stets einen Tag normal essen und am folgenden Tag fasten. Aus diesem Rhythmus ergibt sich zwar keine geschlossene Woche, Sie können ihn sich aber trotzdem leicht merken.

Wichtig ist, dass Sie an den Fastentagen weder harte körperliche Arbeit ausüben noch großartig Sport betreiben. Sie werden deutlich merken, dass Ihre Energie und Konzentrationsfähigkeit an diesen Tagen nachlassen. Diese Methoden sind nicht so weit verbreitet, weil sie deutlich drastischer sind. Einige Menschen ziehen es vor, an einigen Tagen gar nichts zu essen. Sie meinen, dies sei reine Kopfsache und sie könnten sich besser an „ganz“ und „gar nicht“ orientieren. Die Methoden sind jedoch nicht so leicht in den gewöhnlichen Alltag zu integrieren, denn Sie werden bei einem tageweisen Fasten deutlich weniger flexibel. An diesen Tagen können Sie beispielsweise nicht mehr problemlos mit Freunden in ein Restaurant gehen oder an einer Grillparty teilnehmen. Es sei denn, Sie haben nichts dagegen, Ihren Freunden und Bekannten beim Essen zuzuschauen.

Außerdem wird der Körper schneller aus seinem Gleichgewicht gebracht, wenn Sie Tage einbringen, in denen Sie vollkommen auf die Nahrungsmittelaufnahme verzichten. Hinzu kommt, dass Sie an den Fastentagen deutlich weniger Leistungsfähig sind. Das bedeutet, dass Sie sowohl Ihren Arbeitsalltag als auch Ihr Trainingsprogramm auf diese Tage abstimmen müssen, was nicht immer gewährleistet werden kann.

Worauf Sie beim Einkaufen achten müssen

Beim Intervallfasten müssen Sie nicht auf bestimmte Nahrungsmittel verzichten. Das ist, im Vergleich zu anderen Diäten, ein weiterer Vorteil dieser Ernährungsmethode. Trotzdem müssen Sie sich damit auseinandersetzen, was Sie zu sich nehmen.

Wenn Sie die Reise des Intervallfastens antreten, dann bedeutet das, dass Sie sich von nun an bewusster mit Ihrer Ernährung auseinandersetzen. Sie müssen zwar keine Nachspeisen oder Snacks aus Ihrem Ernährungsplan streichen, Sie sollten aber trotzdem darauf achten, dass Sie sich ausgewogen und ausgeglichen ernähren.

Für Ihren Wocheneinkauf bedeutet das vor allem folgendes:

1) Machen Sie sich eine Liste mit den Lebensmitteln, die Sie brauchen. Auf diese Weise können Sie den verführerischen Süßigkeiten im Supermarkt besser widerstehen, geben weniger Geld aus und verursachen weniger Abfall.
2) Kaufen Sie möglichst wenig Fertiggerichte. Ob Backwaren, fertige Mahlzeiten zum Aufwärmen oder Dosengerichte, in den fertig zubereiteten Produkten verstecken sich viele Zutaten, auf die Sie verzichten sollten. Dazu gehören Geschmacksverstärker, gehärtete Fettsäuren, Weißmehl und Konservierungsstoffe. Suchen Sie stattdessen nach gesunden Alternativen oder greifen Sie zu tiefgefrorenen Zutaten, statt diese aus Dosen zu beziehen.
3) Verzichten Sie auf Softdrinks und Fruchtsäfte. Wenn Sie sich auf einer Party befinden und dort ein Glas Cola trinken möchten oder auf einen Cocktailabend mit Freunden eingeladen sind und dort köstliche Cocktails mit Fruchtsäften trinken, dann wird das Ihr Ernährungskonzept nicht durcheinanderbringen. Sie sollten jedoch versuchen, diese ungesunden Zuckerbomben, die häufig auf künstliche Aromen und Konservierungsstoffe enthalten, im Alltag zu umgehen. Auf diese Weise sparen Sie Kalorien, ganz nebenbei. Trinken Sie stattdessen Wasser, Kräutertees und mit frischen Früchten versetztes Wasser.
4) Kaufen Sie möglichst viel frisches Obst und Gemüse, achten Sie auf Abwechslung und Vielfalt. Umso bunter Ihr Teller, desto mehr verschiedene Vitamine befinden sich darauf.
5) Gehen Sie niemals einkaufen, wenn Sie Hunger haben. So banal dieser Tipp auch zu sein scheint, genauso wertvoll ist er auch. Wenn Sie hungrig sind, dann werden Sie den Leckereien in den Supermarktregalen nicht widerstehen können und sich später zu Hause darüber ärgern, dass Sie sich nicht an Ihre Liste gehalten haben.

Wie werden Sie Bauchfett am besten los?

Sie wissen nun schon eine ganze Menge über das Intervallfasten und haben eine ideale Basis, um diese neue Ernährungsform in Ihren Alltag einzubauen. Damit Sie noch schneller Erfolge feiern und einen Gewichtsverlust verbuchen können, gebe ich Ihnen in diesem Kapitel einige hilfreiche Tipps mit den auf den Weg, mit denen Sie Ihr Bauchfett noch gezielter angreifen können.

1) Versuchen Sie, möglichst viele pflanzliche Lebensmittel und komplexe Kohlenhydrate (Vollkornprodukte) zu sich zu nehmen, sowie den Zucker zu reduzieren. Auf diese Weise zehrt Ihr Körper von Ihren Fettreserven, anstatt durch große Mengen an Zucker durcheinander gebracht zu werden.
2) Bewegen Sie sich so oft wie möglich. „Jeder Gang macht schlank!" Dieses Sprichwort verkörpert einen Sinn. Versuchen Sie also, möglichst viele Wege am Tag zu fuß oder mit dem Rad zurückzulegen und dadurch die Bewegung in Ihren Alltag einzubauen. Abgesehen davon können Sie sich auf die Suche nach Ihrer Lieblingssportart machen, Mitmenschen ins Boot holen und dadurch einen Zusammenhalt und Motivation erzeugen.
3) Achten Sie auf Ihre Schlafhygiene. Es ist wichtig, dass Ihr Körper sich in der Nacht optimal ausruhen kann. Aus diesem Grund sollten Sie vor dem Schlafengehen nichts mehr essen (diesen Punkt sichern Sie durch das Intervallfasten bereits ab). Außerdem sollten Sie auch auf den Gebrauch von elektronischen Endgeräten verzichten. Die Schnelligkeit der Bilder und Videos, sowie die hohe Zahl an neuen Nachrichten, überfluten Ihr Gehirn und verhindern, dass Sie in einen gesunden Schlaf gleiten können. Beschäftigen Sie sich stattdessen vor dem Schlafengehen mit ruhiger Musik, einem guten Buch oder einer Tasse Kräutertee.

REZEPTSAMMLUNG

Frühstück

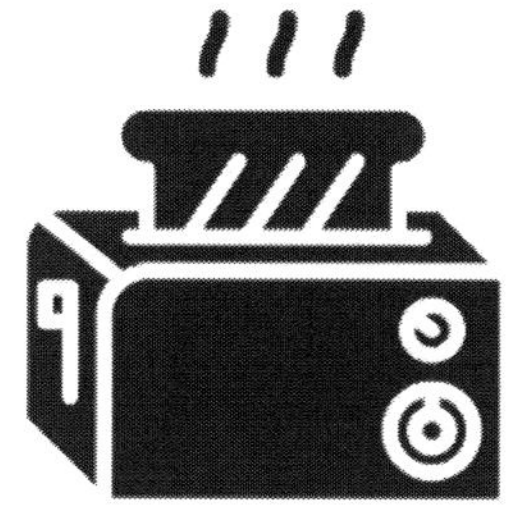

Buntes Gemüse mit Eiern

PORTIONEN: 1
ZUBEREITUNGSZEIT: 25 MIN

ZUTATEN:

- 1 Tomate
- 1 Knoblauchzehe
- 1 EL Frischkäse
- ½ Zwiebel
- 1 Ei
- 3 Kapern
- 1 Spritzer Zitronensaft
- 1 kleine Paprika, rot
- 1 Prise Chilipulver
- 1 Prise Kumin
- 1 Zweig Petersilie
- 1 Zweig Oregano
- 1 TL Olivenöl
- Etwas Salz und Pfeffer

ZUBEREITUNG:

1. Die Tomate schälen. Dafür etwas Wasser in einem Topf aufkochen, die Tomate mit einem Löffel vorsichtig hineinlegen und sofort wieder herausnehmen. Dann mit einem Messer die Haut vorsichtig abziehen und die Tomate mit einem scharfen Messer in kleine Würfel schneiden. Den Stielansatz der Tomate herausschneiden und entsorgen. Die Tomatenwürfel in eine Schale legen und bereitstellen.
2. Die Zwiebel und die Knoblauchzehe schälen und dann in feine Würfel schneiden. Je nach Belieben die Knoblauchzehe mit einer Gabel zerdrücken.
3. Die Paprika halbieren und den Stielansatz herausschneiden. Anschließend das Fruchtfleisch in Würfel schneiden.

4. Etwas Öl in eine beschichtete Pfanne geben, erhitzen und die Zwiebel, sowie den Knoblauch darin kurz andünsten. Dann die Paprika und die Tomatenwürfel hinzufügen.
5. Leicht salzen und einige Minuten dünsten und umrühren, damit nichts anbrennt.
6. Die Hitze ein wenig herunterschalten, mit einem beschichteten Löffel ein Loch in der Mitte der Pfanne formen und das Ei hineinschlagen. Das Eigelb sollte dabei möglichst nicht kaputtgehen.
7. Den Oregano und die Petersilie waschen, gründlich trockenschütteln und die Blättchen von den Stielen zupfen. Die Blättchen mit einem scharfen Messer oder Kräuterbeil zerkleinern und dann über den Pfanneninhalt streuen.
8. Mit Pfeffer, Chili und Kumin würzen und die Pfanne dann abdecken, damit das Ei langsam garen kann.
9. Zum Servieren mit Frischkäse und Kapern anrichten.
10. Genießen Sie es!

Nährwerte pro Portion:

235 kcal
15 g Fett
15 g Kohlenhydrate
11 g Eiweiß

Mediterranes Omelett mit Parmesan

PORTIONEN: 1
ZUBEREITUNGSZEIT: 20 MIN

ZUTATEN:

- 1 TL Parmesan, gerieben
- 1 TL Olivenöl
- 1 Ei
- 1 TL Milch
- 1 Tomate
- 1 Zweig Basilikum
- 1 Zweig Thymian
- Etwas Salz und Pfeffer

ZUBEREITUNG:

1. Das Basilikum und den Thymian gründlich waschen und trockenschütteln. Anschließend die Blätter von den Zweigen zupfen und dabei vor allem bei dem Thymian aufpassen, denn die Blättchen sind sehr klein. Die Kräuter gründlich mit einem Kräuterbeil oder einem scharfen Messer hacken.
2. Etwas Wasser in einem kleinen Topf aufkochen und die Tomate kurz darin wenden. Dann vorsichtig mit einem Löffel herausheben und mit einem scharfen Messer die Haut abziehen. Den Stielansatz aus der Tomate schneiden und das Fruchtfleisch in kleine Würfel schneiden.
3. Eine Schale nehmen und das Ei hineinschlagen. Die Milch, sowie etwas Salz und Pfeffer hinzugeben. Dann mit einer Gabel gründlich verquirlen. Die Tomatenwürfel, sowie die Kräuter unterrühren.
4. Eine beschichtete Pfanne auf dem Herd erhitzen und das Olivenöl hineingeben.
5. Die Eimischung in die Pfanne gießen und bei mittlerer Hitze braten. Nach einigen Minuten wenden und von der anderen Seite ebenso braten.

6. Mit dem geriebenen Parmesan bestreuen und heiß servieren.
7. Genießen Sie es!

Nährwerte pro Portion:

185 kcal
13 g Fett
5 g Kohlenhydrate
9 g Eiweiß

Dinkelmüsli mit Obst

PORTIONEN: 1
ZUBEREITUNGSZEIT: 8 MIN

ZUTATEN:

- 1 TL Honig
- 50 g Dinkelflocken
- 1 TL Rosinen
- ½ Apfel
- 1 EL Vanillejoghurt
- 1 Prise Sesam

ZUBEREITUNG:

1. Die Dinkelflocken aus der Packung nehmen oder in einer Küchenmühle selbst herstellen.
2. Den Joghurt in eine Schale geben und dann die Dinkelflocken darauf streuen.
3. Den Sesam in einer kleinen beschichteten Pfanne ohne Öl rösten und dabei ständig wenden, damit er nicht anbrennt. Nach etwa einer Minute sollte der Sesam fertig geröstet sein.
4. Den Apfel halbieren und das Kerngehäuse vorsichtig herausschneiden. Anschließend den Apfel mit einem scharfen Messer in kleine Würfel schneiden. Wer möchte, kann den Apfel vorher auch schälen, dabei gehen allerdings wertvolle Vitamine verloren.

5. Die Rosinen und die Apfelwürfel auf den Dinkelflocken verteilen und dann den Honig darüber träufeln.
6. Zum Servieren mit dem Sesam bestreuen.
7. Genießen Sie es!

Nährwerte pro Portion:

265 kcal
5 g Fett
45 g Kohlenhydrate
6 g Eiweiß

Frischer, exotischer Smoothie

PORTIONEN: 1
ZUBEREITUNGSZEIT: 8 MIN

ZUTATEN:

- 100 g Ananas
- ½ Banane
- 100 ml Mandelmilch, Hafermilch, oder Sojamilch
- 1 Mandarine
- Etwas Vanille

ZUBEREITUNG:

1. Die frische Ananas schälen, eine Scheibe abschneiden und diese in große Würfel schneiden. In einen Mixbecher geben und beiseitestellen.
2. Die Mandarine schälen und auch die weiße Haut von den einzelnen Spalten entfernen, sodass nur das Fruchtfleisch ohne Kerne zurückbleibt. Dieses Fruchtfleisch zu der Ananas in den Mixbecher geben.
3. Die Banane schälen und halbieren. Die halbe Banane in den Mixbecher zu den anderen Zutaten brechen.
4. Etwas Vanille in den Mixbecher geben und dann die Milch darüber gießen.

5. Gründlich pürieren, bis eine homogene Konsistenz erreicht ist. Nach Belieben können auch Eiswürfel in den Smoothie gegeben werden, um ihn noch frischer und auch etwas flüssiger zu genießen.
6. Genießen Sie es!

Nährwerte pro Portion:

195 kcal
4 g Fett
37 g Kohlenhydrate
4 g Eiweiß

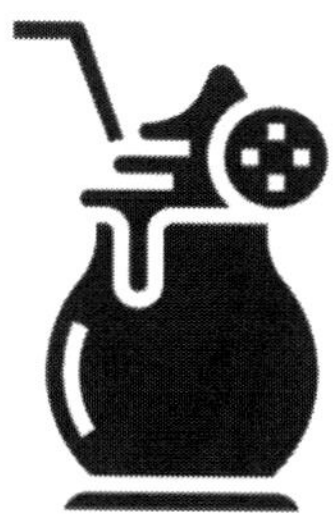

Roggenbrot mit scharfem Frischkäse

PORTIONEN: 1
ZUBEREITUNGSZEIT: 12 MIN

ZUTATEN:

- 1 Tomate
- 3 TL Frischkäse
- 3 TL Quark
- 1 Prise Paprikapulver, edelsüß
- 1 Zweig Petersilie
- 1 Prise Chiliflocken
- 1 Messerspitze Honig
- 1 Scheibe Roggenbrot
- Etwas Salz und Pfeffer

ZUBEREITUNG:

1. Die Chiliflocken mit einem kleinen Mörser zerstoßen. Anschließend in eine kleine Schale streuen.
2. Den Quark und den Frischkäse in die Schale zu dem Chili geben und dann mit einer Prise Paprikapulver, sowie etwas Salz und Pfeffer würzen.
3. Mit einem kleinen Löffel verrühren, bis sich alle Zutaten gleichmäßig vermischt haben. Dann den Honig hinzugeben und ebenfalls unterrühren.
4. Das Brot auf einen Teller legen und mit dem Frischkäse bestreichen.
5. Die Tomate waschen und in Scheiben schneiden. Dabei auch den Stielansatz herausschneiden.
6. Die Petersilie waschen und trockenschütteln. Dann die Blättchen von dem Zweig zupfen und mit einem scharfen Messer in feine Streifen schneiden.

7. Die Tomatenscheiben auf den Frischkäse legen und zum Servieren mit der frisch gehackten Petersilie bestreuen.
8. Genießen Sie es!

Nährwerte pro Portion:

255 kcal
11 g Fett
34 g Kohlenhydrate
5 g Eiweiß

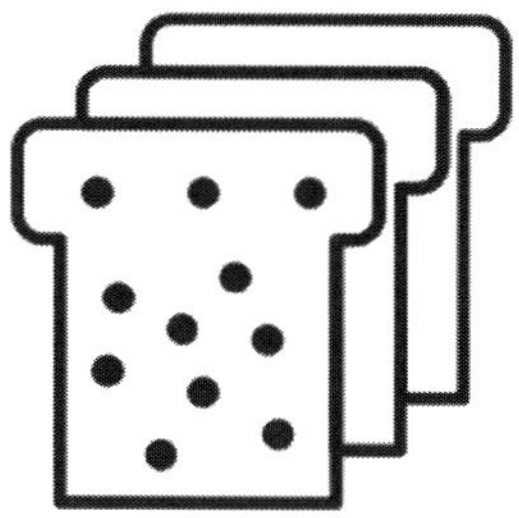

Roggenbrot mit Pflaumenmus und Quark

PORTIONEN: 1
ZUBEREITUNGSZEIT: 8 MIN

ZUTATEN:

- 2 EL Magerquark
- 1 EL Pflaumenmus
- ½ Banane
- ½ TL Honig
- 1 Prise Zimt

ZUBEREITUNG:

1. Das Pflaumenmus aus dem Glas nehmen und mit dem Quark cremig rühren.
2. Die Banane schälen und mit einer Gabel zerdrücken.
3. Eine Scheibe Roggenbrot abschneiden und auf einen Teller legen.
4. Mit der Quarkmischung bestreichen und anschließend das Bananenmus gleichmäßig verteilen.
5. Mit etwas Honig beträufeln und zum Servieren mit Zimt bestreuen.
6. Genießen Sie es!

Nährwerte pro Portion:

275 kcal
5 g Fett
47 g Kohlenhydrate
3 g Eiweiß

Salat aus Quinoa, Aprikosen und Blaubeeren

PORTIONEN: 1
ZUBEREITUNGSZEIT: 20 MIN

ZUTATEN:

- 50 g Blaubeeren
- 40 g Quinoa
- 1 TL Pinienkerne
- 1 Spritzer Zitronensaft
- ½ TL Honig
- 2 EL Orangensaft
- 1 Aprikose, getrocknet
- 1 Zweig Koriander
- Etwas Salz und Pfeffer

ZUBEREITUNG:

1. Zunächst die Quinoa kochen. Dafür Wasser in einem Topf zum Kochen bringen, die Quinoa in ein Sieb geben und anschließend mit dem kochenden Wasser übergießen, damit die Bitterstoffe aus der Quinoa gelöst werden.
2. Dann die Quinoa in den Topf füllen, die doppelte Menge an Wasser hinzufügen, etwas salzen und bei mittlerer Stufe auf dem Herd kochen, bis die Quinoa weich geworden und das Wasser verdunstet ist. Dies dauert insgesamt etwa 15 Minuten.
3. In der Zwischenzeit die restlichen Zutaten vorbereiten.
4. Die Blaubeeren gründlich waschen, die Stielansätze entfernen und die Blaubeeren in einer Schale bereitstellen.
5. Die Aprikose in kleine Würfel schneiden und dann in einer anderen Schale beiseitestellen.

6. Orangensaft, Zitronensaft und Honig verrühren und in die Schale zu der Aprikose geben. Umrühren und ruhen lassen.
7. Die Pinienkerne in einer kleinen, beschichteten Pfanne ohne Öl rösten und dabei regelmäßig wenden, damit sie nicht verbrennen.
8. Den Koriander waschen, trockenschütteln und die Blättchen mit einem scharfen Messer in Streifen schneiden.
9. Die Quinoa aus dem Topf in ein Sieb gießen und mit kaltem Wasser spülen, damit sie abkühlt.
10. Alle Zutaten in einer Schale vermischen und dann zum Servieren mit den Pinienkernen bestreuen.
11. Genießen Sie es!

Nährwerte pro Portion:

355 kcal
14 g Fett
45 g Kohlenhydrate
10 g Eiweiß

Waldbeeren-Smoothie

PORTIONEN: 1
ZUBEREITUNGSZEIT: 10 MIN

ZUTATEN:

- 1 Orange
- 50 g gemischte Beeren
- 1 Prise Vanille
- 125 g Vanillejoghurt
- 1 TL Honig
- 2 Zweige Minze

ZUBEREITUNG:

1. Die Orange halbieren und auspressen. Den Orangensaft in einen Mixbecher gießen und bereitstellen.
2. Die gemischten Waldbeeren waschen und bei Bedarf die Stielansätze entfernen. Die gewaschenen Beeren zu den anderen Zutaten in dem Orangensaft in den Mixbecher geben.
3. Den Joghurt, sowie die Vanille zu den restlichen Zutaten in den Mixer füllen und dann alles gemeinsam pürieren, bis eine cremige Konsistenz erreicht ist.
4. Die Minze waschen und trockenschütteln.
5. Den Smoothie in ein Glas gießen und mit der Minze garnieren.
6. Genießen Sie es!

Nährwerte pro Portion:

170 kcal
6 g Fett
23 g Kohlenhydrate
7 g Eiweiß

Früchtequark mit Honig

PORTIONEN: 1
ZUBEREITUNGSZEIT: 8 MIN

ZUTATEN:

- 1 Spritzer Zitrone
- 1 EL Dinkelflocken
- 150 g Magerquark
- 1 TL Mandelplättchen
- 1 EL Milch
- 75 g Waldbeeren
- 1 TL Honig

ZUBEREITUNG:

1. Die Milch mit dem Quark, sowie einem Spritzer Zitrone und dem Honig verrühren und dann in eine Schale füllen.
2. Die Beeren waschen und gegebenenfalls die Stielansätze entfernen.
3. Die Mandelplättchen und die Dinkelflocken in einer kleinen, beschichteten Pfanne rösten.
4. Die Beeren über dem Quark verteilen und abschließend mit den Mandelplättchen und den Dinkelflocken bestreuen.
5. Genießen Sie es!

Nährwerte pro Portion:

230 kcal
5 g Fett
20 g Kohlenhydrate
20 g Eiweiß

Mittag

Überbackener Blumenkohlreis

PORTIONEN: 1
ZUBEREITUNGSZEIT: 30 MIN

ZUTATEN:

- 1 Spritzer Zitronensaft
- 150 g Blumenkohl
- 1 Zweig Rosmarin
- 1 Zweig Oregano
- 1 kleine Möhre
- 1 TL Olivenöl
- 100 g Fetakäse
- ½ kleine Zwiebel
- 1 TL Mandelplättchen
- 50 ml Gemüsebrühe
- Etwas Salz und Pfeffer

ZUBEREITUNG:

1. Den Blumenkohl waschen und dann mit einer Küchenreibe hobeln.
2. Die Möhre schälen und anschließend ebenso verfahren, wie mit dem Blumenkohl.
3. Eine ofenfeste Pfanne auf dem Herd erhitzen und das Öl hineingeben.
4. Die Zwiebel schälen und mit einem scharfen Messer in kleine Würfel schneiden. Diese dann in die Pfanne geben und zwei Minuten dünsten.
5. Umrühren und den Blumenkohl, sowie die geraspelte Möhre hinzugeben. Unterheben und etwa 3 Minuten dünsten lassen.
6. Die Gemüsebrühe in die Pfanne geben und dann die Herdplatte ausschalten.
7. Den Ofen bei 200 Grad Celsius vorheizen.

8. Den Oregano und den Rosmarin waschen, trockenschütteln und dann die Blättchen von den Zweigen zupfen.
9. Die Kräuter über den Pfanneninhalt streuen. Den Fetakäse aus der Packung nehmen, abtropfen lassen und über den Pfanneninhalt krümeln.
10. Die Pfanne in den Ofen stellen und 10 Minuten backen.
11. In der Zwischenzeit die Mandelplättchen in einer kleinen, beschichteten Pfanne ohne Öl rösten und dabei ständig wenden, damit sie nicht anbrennen.
12. Die Pfanne aus dem Ofen nehmen, den Blumenkohlreis auf einen Teller füllen und zum Servieren mit den Mandelplättchen bestreuen. Nach eigenem Belieben mit Salz und Pfeffer abschmecken.
13. Genießen Sie es!

Nährwerte pro Portion:

265 kcal
10 g Fett
10 g Kohlenhydrate
42 g Eiweiß

Veganer Linsensalat

PORTIONEN: 1
ZUBEREITUNGSZEIT: 40 MIN

ZUTATEN:

- 1 TL Essig
- 50 ml Orangensaft
- ½ Apfel
- 1 Zweig Petersilie
- 1 TL Öl
- ½ Stange Sellerie
- 50 g Linsen
- 100 g Tofu
- Etwas Salz und Pfeffer

ZUBEREITUNG:

1. Zunächst einmal die Linsen garkochen. Dafür müssen die Linsen unter kaltem Wasser in einem Sieb gewaschen werden. Dann einen Topf bereitstellen, etwas Wasser ohne Salz hineingießen und die Linsen darin zum Kochen bringen. Bei mittlerer Hitze etwa 15 bis 20 Minuten köcheln lassen und währenddessen die restlichen Zutaten vorbereiten.
2. Den Sellerie waschen und in dünne Scheiben schneiden.
3. Den Tofu aus der Packung nehmen, abtropfen lassen und in Würfel schneiden.
4. Tofu und Sellerie in einer Pfanne in etwas Öl braten und anschließend in eine Schale füllen.
5. Den Apfel aufschneiden, das Kerngehäuse herausschneiden und dann das Fruchtfleisch in kleine Würfel schneiden.
6. Die Petersilie waschen und trockenschütteln, anschließend mit einem scharfen Messer oder einem Kräuterbeil zerkleinern.

7. Die Linsen aus dem Topf in ein Sieb gießen und abtropfen lassen.
8. Abschließend alle Zutaten in einer Schale vereinen, mit Salz, Essig, frisch gepresstem Orangensaft und Pfeffer würzen und servieren.
9. Genießen Sie es!

Nährwerte pro Portion:

295 kcal
8 g Fett
33 g Kohlenhydrate
21 g Eiweiß

Gebackenes Hähnchen mit Gemüse

PORTIONEN: 1
ZUBEREITUNGSZEIT: 35 MIN

ZUTATEN:

- 1 Fenchelknolle
- 150 g Hähnchenbrustfilet
- 1 kleine Möhre
- 1 EL Zitronensaft
- 1 Frühlingszwiebel
- 1 EL Olivenöl
- 50 ml Gemüsebrühe
- 1 Zweig Petersilie
- 1 Messerspitze Fenchelkörner
- Etwas Salz und Pfeffer

ZUBEREITUNG:

1. Den Ofen auf 180 Grad einstellen und vorheizen lassen, während die anderen Zutaten vorbereitet werden.
2. Eine Ofenfeste Pfanne auf der Herdplatte erhitzen und einen Löffel Olivenöl hineingeben.
3. Das Hähnchenbrustfilet waschen, gründlich trockentupfen und dann mit Salz und Pfeffer würzen und im Stück lassen.
4. Das Hähnchenbrustfilet in die Pfanne legen und von beiden Seiten kräftig anbraten.
5. Die Fenchelknolle waschen und dann in Streifen schneiden.
6. Die Möhre schälen und ebenfalls in Scheiben schneiden.
7. Die Frühlingszwiebel säubern und in Ringe schneiden.

8. Die Pfanne vom Herd nehmen und das Gemüse um das Hähnchen verteilen. Dann mit den Fenchelkörnern, sowie der Hälfte der Frühlingszwiebel bestreuen.
9. Die Gemüsebrühe auf dem Gemüse verteilen und anschließend die Pfanne in den Ofen stellen und 20 Minuten backen.
10. Die Petersilie waschen und trockenschütteln. Dann die Blättchen von dem Stiel zupfen und mit einem Messer oder einem Kräuterbeil fein hacken.
11. Die Pfanne aus dem Ofen nehmen und Gemüse, sowie Hähnchen auf einem Teller anrichten. Zum Servieren mit der restlichen Frühlingszwiebel, sowie der gehackten Petersilie bestreuen.
12. Genießen Sie es!

Nährwerte pro Portion:

265 kcal
10 g Fett
10 g Kohlenhydrate
42 g Eiweiß

Orientalischer Bohneneintopf

PORTIONEN: 1
ZUBEREITUNGSZEIT: 20 MIN

ZUTATEN:

- 1 Prise Chiliflocken
- 1 Knoblauchzehe
- 1 Spalte Avocado
- ½ kleine Zwiebel
- 1 TL Olivenöl
- 1 Prise Kumin
- 150 g Tomaten, passiert
- 1 Spritzer Zitronensaft
- 1 Zweig Koriander
- 1 TL Tomatenmark
- 125 g weiße Bohnen
- 150 ml Gemüsebrühe
- Etwas Salz und Pfeffer

ZUBEREITUNG:

1. Die Knoblauchzehe und die Zwiebel schälen und dann mit einem scharfen Messer in kleine Würfel schneiden. Wenn Sie möchten, dann können Sie den Knoblauch auch mit einer Gabel zerdrücken.
2. Einen kleinen Topf auf den Herd stellen und das Olivenöl darin erhitzen. Den Knoblauch und die Zwiebel hinzugeben und einige Minuten dünsten. Dabei regelmäßig umrühren, damit nichts anbrennt.
3. Kumin und Chiliflocken mit in den Topf geben und gut verrühren. Eine weitere Minute dünsten und wenden.
4. Die Gemüsebrühe anrühren und dann den Topfinhalt damit ablöschen.
5. Das Tomatenmark unterrühren, ebenso die passierten Tomaten.

6. Die weißen Bohnen aus der Dose in ein Sieb schütten und unter kaltem Wasser gründlich waschen.
7. Die Bohnen in den Eintopf geben, unterrühren und 10 Minuten köcheln lassen.
8. In der Zwischenzeit den Koriander waschen und trockenschütteln, dann die Blättchen von dem Zweig zupfen.
9. Den Eintopf mit Salz und Pfeffer würzen, dann in eine Schale füllen und mit einem Spritzer Zitronensaft verfeinern. Zum Servieren mit den ganzen Blättern Koriander garnieren und die Spalte Avocado auf den Eintopf legen.
10. Genießen Sie es!

Nährwerte pro Portion:

212 kcal
15 g Fett
12 g Kohlenhydrate
4 g Eiweiß

Zoodle-Salat mit Pinienkernen

PORTIONEN: 1
ZUBEREITUNGSZEIT: 15 MIN

ZUTATEN:

- 1 Tomate
- 1 kleine Zucchini
- 1 TL Pinienkerne
- ½ Avocado
- 1 Spritzer Zitronensaft
- 50 g getrocknete Tomaten
- 1 Prise Chiliflocken
- 1 Zweig Thymian
- 1 Zweig Petersilie
- 1 TL Olivenöl
- Etwas Salz und Pfeffer

ZUBEREITUNG:

1. Die Zucchini gründlich waschen, ihre Enden abschneiden und dann die Zucchini mit einem Spiralschneider zu Zoodles verarbeiten. Hierzu kann auch eine Küchenmaschine verwendet werden.
2. Eine Pfanne mit etwas Wasser füllen und auf der Herdplatte erhitzen. Die Zoodles hineinlegen und nur ein bis zwei Minuten dünsten, dann in ein Sieb gießen und abtropfen lassen.
3. In der Zwischenzeit die Avocado halbieren, den Stein entfernen und das Fruchtfleisch aus der Schale lösen. Mit einem Messer in Würfel schneiden und mit etwas Zitronensaft beträufeln.
4. Den Thymian und die Petersilie waschen und trockenschütteln. Anschließend die Blättchen von den Stängeln zupfen und mit einem scharfen Küchenmesser oder einem Kräuterbeil hacken.

5. Die Pinienkerne in einer kleinen, beschichteten Pfanne ohne Öl rösten. Dabei kann der Herd auf mittlere Hitze gestellt werden. Wichtig ist, die Pinienkerne gleichmäßig und häufig zu wenden, damit sie nicht anbrennen.
6. Die Tomate waschen und den Stielansatz entfernen. Anschließend die Tomate in Würfel schneiden.
7. Die getrocknete Tomate aus dem Öl nehmen, kurz abtropfen lassen und dann in Streifen schneiden.
8. Olivenöl, Salz, Pfeffer, Zitronensaft, Thymian und Petersilie zu einem Dressing verrühren und in einer Schale bereitstellen.
9. Die Zoodles in eine Schüssel legen, die Tomatenwürfel und die getrocknete Tomate darauf verteilen. Ebenso die Avocadowürfel.
10. Das Dressing über dem Salat verteilen und zum Servieren mit den gerösteten Pinienkernen bestreuen.
11. Genießen Sie es!

Nährwerte pro Portion:

366 kcal
23 g Fett
15 g Kohlenhydrate
10 g Eiweiß

Gebratener Lachs mit Gemüse

PORTIONEN: 1
ZUBEREITUNGSZEIT: 25 MIN

ZUTATEN:

- 1 TL Zitronensaft
- ½ Avocado
- 2 Zweige Dill
- 1 Zweig Petersilie
- 1 EL Olivenöl
- 100 g Lachsfilet
- 150 g Cherrytomaten
- Etwas Salz und Pfeffer

ZUBEREITUNG:

1. Den Lachs gründlich säubern, anschließend vorsichtig trockentupfen, kräftig salzen und auf einem Teller bereitlegen.
2. Eine beschichtete Pfanne mit Öl erhitzen und den Fisch hineinlegen. Von jeder Seite mehrere Minuten lang braten lassen und dann jeweils wenden, sodass er gleichmäßig gart.
3. Die Tomaten gründlich waschen, anschließend die Stielansätze entfernen und die Tomaten halbieren.
4. Petersilie und Dill waschen, gründlich trockenschütteln und die Blättchen der Petersilie von dem Stängel zupfen. Dill und Petersilie mit einem Kräuterbeil oder einem scharfen Küchenmesser hacken.
5. Die Avocado halbieren, den Stein entfernen und das Fruchtfleisch aus der Schale lösen. Das Fruchtfleisch in Würfel schneiden und mit etwas Zitronensaft beträufeln.
6. Kurz bevor der Fisch gar ist die Tomaten in die Pfanne geben und einige Minuten beides gemeinsam dünsten.

7. Fisch und Tomaten auf einem Teller anrichten. Die Avocado darum verteilen und zum Servieren die Kräuter über den Fisch streuen. Mit etwas Zitronensaft beträufeln und sofort servieren.
8. Genießen Sie es!

Nährwerte pro Portion:

305 kcal
20 g Fett
7 g Kohlenhydrate
20 g Eiweiß

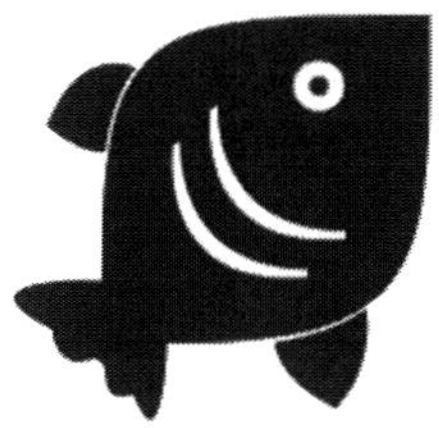

Köstliche Tortilla mit Brokkoli und Mais

PORTIONEN: 1
ZUBEREITUNGSZEIT: 25 MIN

ZUTATEN:

- 1 Ei
- 75 g Brokkoli
- 1 Kartoffel
- 75 ml Wasser
- 50 g Zuckermais
- 1 EL Milch
- 1 TL Olivenöl
- 1 Zweig Thymian
- 1 Zweig Oregano
- Etwas Salz und Pfeffer

ZUBEREITUNG:

1. Zunächst einmal muss die Kartoffel gegart werden. Hierzu wird die Kartoffel gründlich gewaschen, denn sie wird für dieses Rezept ungeschält verwendet.
2. Anschließend die Kartoffeln mit einem scharfen Messer in feine Scheiben schneiden und dann die Scheiben in eine beschichtete Pfanne legen.
3. Etwas Wasser in die Pfanne gießen, mit dem Decker bedecken und dann bei mittlerer Hitze etwa 15 Minuten dünsten lassen. Die Kartoffelscheiben müssen nicht gewendet werden, Sie sollten allerdings darauf achten, dass der Herd nicht zu heiß ist, andernfalls brennen die Scheiben an.
4. In der Zwischenzeit die anderen Zutaten vorbereiten. Den Mais aus der Dose in ein Sieb geben und gründlich mit kaltem Wasser spülen. Den Brokkoli waschen und in kleine Röschen zertrennen.
5. Das Ei in eine Schale schlagen und mit der Milch, sowie etwas Salz und Pfeffer verquirlen.

6. Den Thymian und den Oregano waschen, beides trockenschütteln und dann die Blättchen von den Stielen zupfen. Den Oregano mit einem Kräuterbeil oder einem Messer zerkleinern, den Thymian in ganzen Blättchen lassen. Beides in die Schale mit dem Ei streuen und kräftig unterrühren.
7. Den Decker von der Pfanne nehmen und die Kartoffelscheiben vorsichtig wenden. Etwas Öl in die Pfanne geben und dann den Mais, sowie den Brokkoli auf den Kartoffeln verteilen.
8. Das verquirlte Ei über dem Pfanneninhalt verteilen und die Pfanne erneut abdecken. Weitere fünf Minuten bei mittlerer Hitze braten lassen, bis das Ei gestockt und der Brokkoli gar sind.
9. Genießen Sie es!

Nährwerte pro Portion:

285 kcal
8 g Fett
40 g Kohlenhydrate
13 g Eiweiß

Aromatische Pasta mit Riesengarnelen

PORTIONEN: 1
ZUBEREITUNGSZEIT: 30 MIN

ZUTATEN:

- ½ kleine Zwiebel
- 1 Knoblauchzehe
- 100 g Riesengarnelen
- 1 kleine Handvoll Rucola
- 1 Prise Chiliflocken
- 1 TL Zitronensaft
- 100 g Spaghetti
- ½ Avocado
- 1 Zweig Petersilie
- Etwas Schnittlauch
- 5 Cherrytomaten
- 1 EL Olivenöl
- Etwas Salz und Pfeffer

ZUBEREITUNG:

1. Einen Topf mit Salzwasser auf den Herd stellen und bei höchster Stufe zum Kochen bringen. Dann die Spaghetti hineingleiten lassen, warten, bis das Wasser erneut aufkocht und anschließend den Herd etwas herunterschalten, damit das Nudelwasser nicht überkocht. Die Nudeln müssen rund 12 Minuten gekocht werden, am besten überprüfen Sie in regelmäßigem Abstand, wie hart sie noch sind.
2. Die Riesengarnelen aus der Verpackung nehmen, in ein Sieb legen und unter kaltem Wasser gründlich waschen. Sie können direkt in tiefgefrorenem Zustand verwendet werden und müssen nicht vorher aufgetaut werden.
3. Die Zwiebel und die Knoblauchzehe schälen und beides in kleine Würfel schneiden. Wenn Sie möchten, können Sie den Knoblauch auch mit einer Gabel zerdrücken.
4. Das Öl in einer Pfanne erhitzen (es kann auch ein Wok verwendet werden) und dann die Garnelen hineinlegen. Vorsichtig sein, denn die Garnelen sind nass und es passieren, dass das Öl spritzt.
5. Die Garnelen nach zwei Minuten wenden und die Zwiebel, sowie den Knoblauch hinzugeben. Erneut zwei Minuten dünsten lassen und dann weiter braten und in regelmäßigen Abständen wenden, damit die Garnelen gleichmäßig garen, ohne dass Zwiebel oder Knoblauch anbrennen.
6. Die Tomaten waschen, den Stielansatz bei Bedarf entfernen und die Tomaten halbieren.
7. Die Avocado aufschneiden, den Stein entfernen und das Fruchtfleisch aus der Schale lösen. In Würfel schneiden und in die Pfanne zu den Garnelen geben. Kräftig rühren und den Herd herunterschalten, damit nichts anbrennt.

8. Die Tomaten ebenfalls in die Pfanne geben und alles gemeinsam einige Minuten dünsten.
9. In der Zwischenzeit die Rucola waschen, trockenschleudern und grob hacken oder in ganzen Blättern lassen.
10. Die Nudeln in ein Sieb gießen und dann auf einen Teller füllen.
11. Die Soße mit Salz, Pfeffer, Zitronensaft und Chili würzen und auf den Nudeln verteilen.
12. Schnittlauch und Petersilie waschen, trockenschütteln und mit einem Kräuterbeil hacken. Zum Servieren auf die Garnelen streuen.
13. Genießen Sie es!

Nährwerte pro Portion:

745 kcal
30 g Fett
80 g Kohlenhydrate
30 g Eiweiß

Gebratenes Hähnchenbrustfilet mit Gemüsepüree

PORTIONEN: 1
ZUBEREITUNGSZEIT: 25 MIN

ZUTATEN:

- 150 g Blumenkohl
- 150 g Hähnchenbrustfilet
- 25 g Fetakäse
- ½ kleine Zwiebel
- 1 Knoblauchzehe
- 1 getrocknete Tomate
- 1 Spalte Avocado
- 100 ml Gemüsebrühe
- 1 EL Zitronensaft
- Etwas Schnittlauch
- 1 TL Olivenöl
- 1 EL Milch
- Etwas Salz und Pfeffer

ZUBEREITUNG:

1. Das Hähnchenbrustfilet waschen, trockentupfen und mit Salz, sowie etwas Pfeffer würzen. Das Öl in einer Pfanne erhitzen und das Filet darin braten. Dies sollte bei mittlerer Hitze geschehen, wobei das Filet in regelmäßigen Abständen gewendet werden muss, damit es gleichmäßig garen kann, ohne anzubrennen.
2. In der Zwischenzeit das Püree zubereiten. Dafür den Blumenkohl waschen und die Röschen trennen. Anschließend den Blumenkohl in einem kleinen Topf mit der Gemüsebrühe zum Köcheln bringen.
3. Die getrocknete Tomate aus dem Glas nehmen, abtropfen lassen und in feine Streifen schneiden. Dann auf einem kleinen Teller beiseitestellen.
4. Die Zwiebel und die Knoblauchzehe schälen, dann beides in kleine Würfel schneiden und in den Topf zu dem Blumenkohl geben.

5. Die Avocado halbieren, den Stein entfernen und etwa ¼ Avocado aus der Schale lösen.
6. Den Topf vom Herd nehmen und dann die Avocado, sowie die Milch hinzufügen. Pürieren oder Stampfen, bis ein homogenes Püree entsteht.
7. Anschließend mit Salz, Pfeffer und Zitronensaft abschmecken und die getrocknete Tomate in das Püree streuen.
8. Den Schnittlauch waschen, hacken und zum Garnieren bereitstellen.
9. Den Fetakäse in kleine Krümel zerteilen und in das Püree streuen.
10. Das Püree auf einen Teller geben und das Hähnchenbrustfilet danebenlegen. Zum Servieren mit Schnittlauch bestreuen.
11. Genießen Sie es!

Nährwerte pro Portion:

300 kcal
13 g Fett
8 g Kohlenhydrate
34 g Eiweiß

Abend

Hähnchenkeule mit selbstgemachtem Krautsalat

PORTIONEN: 1
ZUBEREITUNGSZEIT: 40 MIN

ZUTATEN:

- 150 g Weißkohl
- 1 Hähnchenkeule
- 1 TL Erdnüsse
- Etwas Schnittlauch
- 1 Zweig Petersilie
- 1 Zweig Thymian
- 1 Prise Kurkuma
- 1 EL Reiswein
- 1 EL Olivenöl
- 1 Radieschen
- 1 TL Honig
- 1 Spritzer Zitronensaft
- ¼ Paprika, rot
- ½ Möhre
- Etwas Salz und Pfeffer

ZUBEREITUNG:

1. Das Fleisch hat den längsten Zubereitungsprozess, aus diesem Grund müssen Sie es zuerst zubereiten. Also nehmen Sie die Hähnchenkeule aus der Verpackung, waschen sie und tupfen sie trocken. Anschließend mit Salz und Pfeffer würzen und mit etwas Kurkuma einreiben.
2. Nur sehr wenig Öl in eine Pfanne geben und die Hähnchenkeule hineinlegen. Die Herdplatte zunächst hochschalten, die Keule von allen Seiten scharf anbraten und dann die Pfanne mit einem Deckel schließen und die Temperatur etwas herunterstellen.
3. Während das Hähnchen brät den Kohlsalat zubereiten.
4. Dafür den Kohl waschen und mit einer Küchenreibe zu Stiften verarbeiten oder mit einem scharfen Messer in sehr dünne Scheiben schneiden.

5. Die Möhre schälen und mit einer Küchenreibe zu Stiften verarbeiten. Möhre und Kohl in einer Schale vermischen.
6. Reiswein, Olivenöl, Honig und Zitronensaft zu einem Dressing verrühren und in einer Schale bereitstellen.
7. Die Paprika waschen und in Würfelchen schneiden.
8. Wasser in einem Topf zum Kochen bringen, den Kohl und die Möhre in ein Sieb geben und mit dem kochenden Wasser übergießen.
9. Anschließend abtropfen lassen und dann wieder in die Schale füllen. Die Paprikawürfel hinzugeben und dann den Salat mit dem Dressing begießen. Gründlich verrühren und im Kühlschrank ruhen lassen.
10. Den Thymian und die Petersilie waschen, trockenschütteln und die Blättchen von den Stängeln zupfen. Mit einem scharfen Messer oder einem Kräuterbeil zerkleinern.
11. Die Hähnchenkeule aus der Pfanne nehmen und auf einen Teller legen. Mit dem durchgezogenen Krautsalat anrichten und zum Servieren mit den gehackten Kräutern bestreuen.
12. Genießen Sie es!

Nährwerte pro Portion:

295 kcal
11 g Fett
17 g Kohlenhydrate
31 g Eiweiß

Zoodle-Salat mit Walnüssen

PORTIONEN: 1
ZUBEREITUNGSZEIT: 15 MIN

ZUTATEN:

- 4 Walnusskerne
- 1 TL Olivenöl
- 1 Knoblauchzehe
- 1 kleine Zucchini
- 1 Knoblauchzehe
- ½ kleine Zwiebel
- 1 Handvoll Feldsalat
- 1 Spritzer Zitronensaft
- Etwas Salz und Pfeffer

ZUBEREITUNG:

1. Die Zoodles werden folgendermaßen zubereitet: Sie nehmen die Zucchini, waschen sie, schneiden die Enden mit einem Messer ab und verarbeiten den Rest der Zucchini zu Zoodles, indem Sie einen Spiralschneider oder eine Küchenmaschine verwenden.
2. Anschließend eine Pfanne mit etwas Wasser befüllen, auf die Herdplatte stellen und die Zoodles hineinlegen. Den Herd auf die mittlere Stufe hochstellen und die Zoodles ein bis zwei Minuten in dem Wasser dünsten lassen. Anschließend den Pfanneninhalt in ein Sieb gießen und die Zoodles abtropfen lassen.
3. Die Knoblauchzehe und die Zwiebel schälen und beides in kleine Würfel schneiden. Wenn sie möchten, können Sie den Knoblauch mit einer Gabel zerdrücken.

4. Zwiebel und Knoblauch gemeinsam mit dem Öl in einer Pfanne dünsten, bis die Zwiebel knusprig wird. Dann herausnehmen und die Walnüsse in dieselbe Pfanne geben. Einige Sekunden rösten und dabei schwenken, damit sie nicht anbrennen.
5. Den Feldsalat waschen und trockenschleudern. Dann auseinanderpflücken.
6. Aus Zitronensaft, etwas Olivenöl, Salz und Pfeffer ein Dressing rühren.
7. Die Zoodles auf einen Teller legen, den Feldsalat darauf drapieren und dann mit dem Dressing beträufeln.
8. Die Zwiebeln und die Walnusskerne auf den Salat streuen und sofort servieren, bevor der Feldsalat einfällt.
9. Genießen Sie es!

Nährwerte pro Portion:

268 kcal
20 g Fett
13 g Kohlenhydrate
8 g Eiweiß

Gebratene Putenbrust mit Brokkoli

PORTIONEN: 1
ZUBEREITUNGSZEIT: 25 MIN

ZUTATEN:

- 150 g Putenbrustfilet
- 175 g Brokkoli
- 1 Knoblauchzehe
- ½ kleine Zwiebel
- 1 EL Olivenöl
- 1 Spritzer Zitronensaft
- Etwas Schnittlauch
- 1 Zweig Thymian
- Etwas Salz und Pfeffer

ZUBEREITUNG:

1. Da das Putenbrustfilet am längsten braucht, sollten Sie mit seiner Zubereitung beginnen. Das Putenfleisch aus der Verpackung nehmen, waschen und trockentupfen. Dann salzen und in eine Pfanne mit etwas Olivenöl legen. Die Pfanne auf mittlere Hitze einstellen und das Fleisch darin braten.
2. Den Zweig Thymian waschen, trockenschütteln und auf das Fleisch legen. Das Putenbrustfilet nach einigen Minuten wenden und auch von der anderen Seite anbraten. Dann den Herd etwas herunterstellen, die Pfanne mit einem Deckel verschließen und das Fleisch zu Ende garen lassen.
3. In der Zwischenzeit den Brokkoli zubereiten. Hierfür den Brokkoli waschen und in Röschen trennen.
4. Die Zwiebel und den Knoblauch schälen und beides mit einem scharfen Messer in kleine Würfel schneiden.

5. Etwas Öl in einer Pfanne erhitzen und Zwiebel, sowie Knoblauch darin dünsten. Nach einigen Minuten den Brokkoli hinzugeben und ebenfalls dünsten. Wenn Sie möchten, können Sie etwas Gemüsebrühe in die Pfanne geben, das ist jedoch nicht zwingend notwendig.
6. Den Brokkoli etwa 10 Minuten braten, bis er gar ist, dann mit Salz, Pfeffer und etwas Zitronensaft abschmecken.
7. Den Schnittlauch waschen und fein hacken.
8. Das Putenbrustfilet aus der Pfanne nehmen und auf einen Teller legen. Den Brokkoli daneben anrichten und alles mit dem gehackten Schnittlauch bestreuen.
9. Genießen Sie es!

Nährwerte pro Portion:

250 kcal
7 g Fett
6 g Kohlenhydrate
35 g Eiweiß

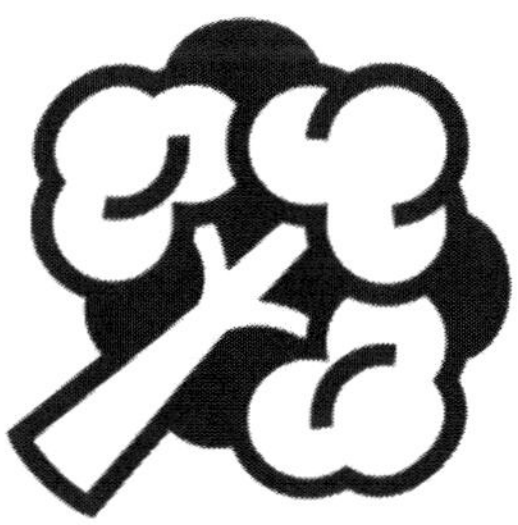

Aromatische Gemüsesuppe mit Kokos

PORTIONEN: 1
ZUBEREITUNGSZEIT: 25 MIN

ZUTATEN:

- 50 g Brokkoli
- 150 ml Gemüsebrühe
- 50 ml Kokosmilch
- ½ Möhre
- ½ kleine Zucchini
- 1 Kartoffel
- Etwas Schnittlauch
- 1 TL Joghurt
- 1 Spritzer Zitronensaft
- 1 TL Olivenöl
- 1 Zweig Koriander
- Etwas Salz und Pfeffer

ZUBEREITUNG:

1. Zunächst einmal das Gemüse vorbereiten.
2. Dazu die Möhre schälen und in große Würfel schneiden. Die Kartoffel schälen und ebenfalls in Würfel schneiden. Den Brokkoli waschen und in Röschen trennen. Es ist nicht notwendig, das Gemüse zu sauber zu schneiden, denn die Suppe wird später zu einer Creme püriert.
3. Die Zucchini waschen, ihre Enden mit einem Messer abschneiden und die Zucchini dann in Würfel schneiden.
4. Das Olivenöl in einem Topf erhitzen und das Gemüse gemeinsam hineingeben. Kurz scharf anbraten und dann mit der Gemüsebrühe ablöschen. Zum Kochen bringen und den Herd etwas herunterschalten.
5. Dann den Topf mit dem Deckel schließen und die Suppe köcheln lassen.
6. In der Zwischenzeit den Koriander waschen und trockenschütteln, sowie die Blätter von dem Stängel zupfen.

7. Den Schnittlauch waschen, trockenschütteln und mit einem Kräuterbeil oder einem scharfen Küchenmesser hacken.
8. Den Suppentopf nach 15 Minuten öffnen und die Kokosmilch hineingießen. Nicht mehr aufkochen lassen, vom Herd nehmen und mit einem Pürierstab pürieren, sobald sich der Topfinhalt etwas abgekühlt hat.
9. Die Kokoscremesuppe mit Salz, Pfeffer und einem Spritzer Zitronensaft abschmecken.
10. Die Suppe in eine Schale füllen und zum Servieren mit dem frisch gehackten Schnittlauch, sowie den Korianderblättern servieren. Außerdem ein Löffelchen Joghurt in die Suppe geben. Selbstverständlich können nach Belieben auch andere Kräuter verwendet werden. Außerdem bieten sich Erdnüsse, Sesam oder andere Samen zum Bestreuen an.
11. Genießen Sie es!

Nährwerte pro Portion:

260 kcal
22 g Fett
15 g Kohlenhydrate
8 g Eiweiß

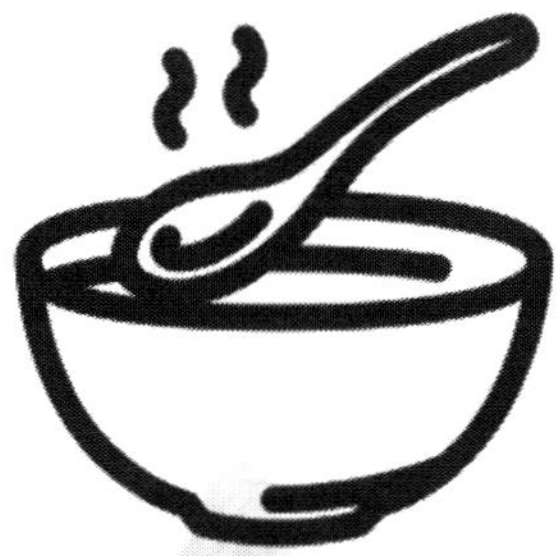

Mediterraner Abendsalat mit Schinken und Pfirsich

PORTIONEN: 1
ZUBEREITUNGSZEIT: 10 MIN

ZUTATEN:

- 1 TL Mandelplättchen
- 1 Scheibe Kochschinken
- Etwas Honig
- 1 Pfirsich
- 1 TL Olivenöl
- 1 Spritzer Grapefruitsaft
- 4 Cherrytomaten
- 1 Zweig Thymian
- Etwas Salz und Pfeffer

ZUBEREITUNG:

1. Au Olivenöl, Salz, Pfeffer, etwas Grapefruitsaft und Honig ein Dressing rühren und dieses in einer kleinen Schale bereitstellen.
2. Die Mandelplättchen in einer kleinen, beschichteten Pfanne ohne Öl rösten und dabei ständig wenden, damit sie nicht anbrennen. Dann auf einem Tellerchen beiseitestellen.
3. Den Pfirsich gründlich waschen, halbieren und den Stein entfernen. Anschließend in feine Spalten schneiden.
4. Den Kochschinken aus der Verpackung nehmen und in Vierecke schneiden.
5. Die Tomaten waschen, die Stielansätze bei Bedarf entfernen und halbieren.
6. Den Thymian waschen, trockenschütteln und die kleinen Blättchen von dem Stängel zupfen.

7. Cherrytomaten, Kochschinken und Pfirsichspalten auf einem Teller anrichten, mit dem Dressing beträufeln und zum Servieren mit den Mandelplättchen, sowie mit dem Thymian bestreuen.
8. Genießen Sie es!

Nährwerte pro Portion:

275 kcal
15 g Fett
7 g Kohlenhydrate
6 g Eiweiß

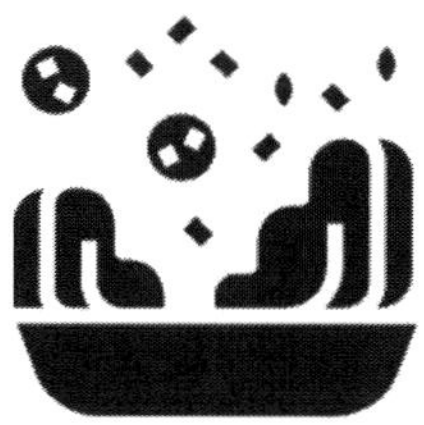

Selbstgemachte scharfe Paste mit Brot

PORTIONEN: 1
ZUBEREITUNGSZEIT: 12 MIN

ZUTATEN:

- 100 g Frischkäse
- 1 Scheibe Roggenbrot
- 1 TL Meerrettich
- 1 Kumquat
- 3 Cherrytomaten
- 20 g Fetakäse
- 4 Oliven
- 1 Spritzer Zitrone
- 1 Zweig Thymian
- Etwas Salz und Pfeffer

ZUBEREITUNG:

1. Die Scheibe Roggenbrot abschneiden und auf einen Teller legen. Den Teller zum späteren Bestreichen mit der Creme bereitstellen.
2. Den Fetakäse gemeinsam mit dem Frischkäse, den entsteinten Oliven und dem Meerrettich in einen Standmixer geben und zu einem cremigen Aufstrich mixen. Es kann auch ein Pürierstab verwendet werden, in diesem Fall benötigen Sie eine kleine Schale, in welche Sie die einzelnen Zutaten geben können.
3. Die Kumquat waschen und in Scheiben schneiden.
4. Die Tomaten waschen und den Stielansatz entfernen. Anschließend auch die Tomaten in Scheiben schneiden.
5. Den Aufstrich auf der Brotscheibe verteilen und zum Servieren mit den Kumquatscheiben, sowie den Tomatenscheiben belegen.
6. Den Thymian waschen, trockenschütteln und die kleinen Blättchen von dem Stängel zupfen.

7. Das belegte Brot mit Thymian und Pfeffer bestreuen und abschließend mit etwas Zitronensaft beträufeln.
8. Wenn Sie etwas mehr Paste zubereiten möchten, dann können Sie diese problemlos einige Tage über im Kühlschrank aufbewahren.
9. Genießen Sie es!

Nährwerte pro Portion:

240 kcal
9 g Fett
23 g Kohlenhydrate
8 g Eiweiß

Brot mit köstlichem Rührei

PORTIONEN: 1
ZUBEREITUNGSZEIT: 10 MIN

ZUTATEN:

- 1 Scheibe Roggenbrot
- 1 Ei
- 1 Tomate
- 1 Zweig Petersilie
- Etwas Schnittlauch
- 1 TL Olivenöl
- 1 Frühlingszwiebel
- 1 EL Milch
- Etwas Salz und Pfeffer

ZUBEREITUNG:

1. Die Scheibe Brot abschneiden und sie auf einem Teller bereitstellen.
2. Dann das Rührei zubereiten. Dafür das Ei in einer Schale mit der Milch verquirlen.
3. Die Frühlingszwiebel waschen, die Enden mit einem Messer abschneiden und dann die Frühlingszwiebel in schmale Ringe schneiden.
4. Die Tomate waschen, den Stielansatz entfernen und das Fruchtfleisch in Würfel schneiden.
5. Eine beschichtete Pfanne auf dem Herd erhitzen und etwas Olivenöl hineingeben.
6. Dann das verquirlte Ei gemeinsam mit der Frühlingszwiebel und der Hälfte der Tomaten in die Pfanne zu dem Ei geben. Bei mittlerer Hitze braten lassen und regelmäßig wenden, damit nichts anbrennt.

7. In der Zwischenzeit die Kräuter waschen, trockenschütteln und die Blätter von dem Stängel der Petersilie zupfen. Petersilie und Schnittlauch hacken und auf einem kleinen Teller bereitstellen.
8. Das Rührei aus der Pfanne auf das Brot verfrachten und zum Servieren mit Salz, Pfeffer und den gehackten Kräutern bestreuen. Am einfachsten lässt sich dieses Brot mit Rührei mit Gabel und Messer essen.
9. Genießen Sie es!

Nährwerte pro Portion:

195 kcal
9 g Fett
22 g Kohlenhydrate
13 g Eiweiß

Seelachsfilet mit Gemüse

PORTIONEN: 1
ZUBEREITUNGSZEIT: 30 MIN

ZUTATEN:

- 1 Spritzer Zitrone
- 150 g Seelachsfilet
- 1 Fenchelknolle
- 1 kleine Möhre
- ½ Zwiebel
- 1 Knoblauchzehe
- 2 EL Gemüsebrühe
- 1 EL Olivenöl
- 1 Zweig Thymian
- Etwas Schnittlauch
- Etwas Salz und Pfeffer

ZUBEREITUNG:

1. Zunächst einmal den Fisch zubereiten. Hierzu das Fischfilet aus der Verpackung nehmen, waschen und vorsichtig trockentupfen. Dazu am besten ein Stück Küchenpapier verwenden. Den Fisch salzen und pfeffern.
2. Dann eine beschichtete Pfanne auf die Herdplatte stellen und bei mittlerer Stärke erhitzen. Etwas Olivenöl hineingeben und den Fisch in die Pfanne legen.
3. Das Fischfilet einige Minuten braten, anschließend vorsichtig wenden, damit es nicht zerfällt und von der anderen Seite auch anbraten. Nach einigen Minuten die Herdplatte etwas herunterstellen und die Pfanne mit einem Deckel schließen. Auf diese Weise kann der Fisch schonend garen.
4. In der Zwischenzeit das Gemüse zubereiten.
5. Die Möhre waschen, ihre Enden mit einem scharfen Messer entfernen und die Möhre dann in dünne Scheiben schneiden.

6. Den Fenchel waschen und ebenfalls die Enden abschneiden. Dann die Fenchelknolle würfeln.
7. Zwiebel und Knoblauch schälen und mit einem Küchenmesser fein hacken. Wenn Sie möchten, dann können Sie den Knoblauch auch mit einer Gabel zerdrücken.
8. Eine Pfanne auf den Herd stellen und etwas Olivenöl hineingeben. Die Herdplatte auf mittlerer Stufe erhitzen und die Zwiebel, sowie den Knoblauch einige Minuten in der Pfanne dünsten. Regelmäßig umrühren, damit nichts anbrennt. Sobald die Zwiebel glasig wird auch die Möhre und den Fenchel in die Pfanne geben. Erneut umrühren und dünsten lassen.
9. Nach einigen Minuten mit etwas Gemüsebrühe ablöschen und mit einem Deckel verschließen.
10. Den Thymian waschen, trockenschütteln und die Blättchen von dem Stängel zupfen. Mit einem scharfen Messer hacken, sie können aber auch im Ganzen gelassen werden.
11. Den Schnittlauch waschen und ebenfalls trockenschütteln, sowie hacken. Beide Kräuter auf einem Teller bereitstellen.
12. Den Fisch vorsichtig aus der Pfanne nehmen und auf einen Teller legen. Mit dem Gemüse aus der anderen Pfanne anrichten und zum Servieren mit einem Spritzer Zitronensaft, etwas Pfeffer und den gehackten Kräutern verfeinern.
13. Genießen Sie es!

Nährwerte pro Portion:

155 kcal
5 g Fett
6 g Kohlenhydrate
10 g Eiweiß

Kichererbsensalat mit Koriander

PORTIONEN: 1
ZUBEREITUNGSZEIT: 20 MIN

ZUTATEN:

- 125 g Kichererbsen
- 1 kleine Tomate
- ½ kleine rote Zwiebel
- 1 Spritzer Zitronensaft
- 1 TL Olivenöl
- 20 g Fetakäse
- 1 Streifen rote Paprika (etwa ¼ Paprika)
- 2 Zweige Koriander
- 1 Prise Kumin
- Etwas Salz und Pfeffer

ZUBEREITUNG:

1. Die Kichererbsen aus der Dose oder dem Glas in ein Sieb schütten und mit kaltem Wasser spülen, bis sie nicht mehr schäumen. Dann abtropfen lassen und währenddessen die anderen Zutaten vorbereiten.
2. Das Olivenöl in einer kleinen Schale mit dem Zitronensaft, sowie Salz, Pfeffer und Kumin zu einem frischen, aromatischen Dressing verrühren.
3. Die Paprika aufschneiden, den Stielansatz und die Kerne entfernen und das Fruchtfleisch in kleine Würfel schneiden.
4. Die Zwiebel schälen und ebenfalls fein würfeln. Dann in eine Schale mit Wasser geben und beiseitestellen.
5. Die Tomate waschen, den Stielansatz herausschneiden und das Fruchtfleisch in kleine Würfel schneiden.
6. Den Koriander waschen, trockenschütteln und die Blättchen von dem Stängel zupfen. Mit einem scharfen Messer in feine Streifen schneiden.

7. Die Zwiebeln aus der Schale in ein Sieb gießen und abtropfen lassen.
8. Kichererbsen, Zwiebelwürfel, Tomate und Paprika in einer Schale vereinen und vermengen. Dabei vorsichtig vorgehen, damit die Kichererbsen nicht zermatschen.
9. Das Dressing über dem Salat verteilen und unterheben. Dann den gesamten Salat in eine saubere Schale verfrachten und zum Servieren mit zerbröseltem Fetakäse und gehacktem Koriander bestreuen.
10. Genießen Sie es!

Nährwerte pro Portion:

380 kcal
20 g Fett
35 g Kohlenhydrate
15 g Eiweiß

14-TAGE ERNÄHRUNGSPLAN

Tag 1

Frühstück: Knuspermüsli mit frischen Waldbeeren

PORTIONEN: 1
ZUBEREITUNGSZEIT: 10 MIN

ZUTATEN:

- 1 TL Mandelplättchen
- 100 g Waldbeeren
- 4 Maulbeeren
- Etwas Honig
- 25 g Haferflocken
- 1 EL gepuffter Buchweizen
- 75 g Vanillejoghurt

ZUBEREITUNG:

1. Die Mandelplättchen und die Haferflocken in einer beschichteten Pfanne rösten, bis sie knusprig sind. Dazu die Pfanne bei mittlerer Hitze auf der Herdplatte erhitzen und beide Zutaten ohne Öl in die Pfanne geben. Ständig wenden, damit nichts anbrennt.
2. Die Waldbeeren in ein Sieb geben, mit kaltem Wasser waschen und bei Bedarf die Stielansätze entfernen.
3. Den Joghurt in eine Schale füllen und dann nacheinander die gerösteten Haferflocken und Mandelplättchen darüberstreuen, sowie den Buchweizen, die Maulbeeren und die Waldbeeren.
4. Zum Servieren mit etwas Honig beträufeln.
5. Genießen Sie es!

Nährwerte pro Portion:

230 kcal
8 g Fett
30 g Kohlenhydrate
10 g Eiweiß

***Mittag:** Orientalischer Bohneneintopf (Seite 44)*

***Abend:** Brot mit köstlichem Rührei (Seite 70)*

Tag 2

Frühstück: Roggenbrot mit Pflaumenmus und Quark (Seite 32)

Mittag: Bunter Salat

PORTIONEN: 1
ZUBEREITUNGSZEIT: 20 MIN

ZUTATEN:

- 1 Spalte Avocado
- 70 g Kichererbsen
- ½ kleine rote Zwiebel
- ½ Möhre
- 5 cm Gurke
- 1 Prise Chiliflocken
- 1 TL Limettensaft
- 1 TL Honig
- 2 Zweige Koriander
- 1 Zweig Thymian
- 1 Knoblauchzehe
- 1 Prise Kumin
- 1 Prise Paprikapulver, smoked
- 1 EL Olivenöl
- Etwas Salz und Pfeffer

ZUBEREITUNG:

1. Die Kichererbsen in ein Sieb schütten und unter kaltem Wasser spülen, bis sie nicht mehr schäumen. Dann etwas Öl in einer Pfanne erhitzen und die Kichererbsen in die Pfanne geben.
2. Die Zwiebel und den Knoblauch schälen und beides mit einem scharfen Messer in kleine Würfel schneiden. Wenn Sie möchten, dann können Sie den Knoblauch auch zerdrücken, damit später keine Würfel im Essen zu finden sind und sich das Aroma des Knoblauchs gleichmäßig verteilt.

3. Zwiebel und Knoblauch zu den Kichererbsen geben, dann alles mit den Gewürzen Paprikapulver, Kumin, Chilipulver, Pfeffer und Salz bestreuen und weiter kräftig braten lassen. Vorsichtig wenden, damit sich die Gewürze verteilen, ohne dass die Kichererbsen zu stark zermatschen.
4. Die Möhre waschen, schälen und in kleine Würfel oder Stifte schneiden.
5. Die Gurke waschen und schälen (Bio-Qualität können Sie auch ungeschält verwenden).
6. Die Avocado halbieren, den Stein entfernen und eine Spalte der Avocado abschneiden. Das Fruchtfleisch aus der Schale lösen und vorsichtig auf einen kleinen Teller legen.
7. Den Thymian und den Koriander waschen, trockenschütteln und die Blättchen von den Stängeln zupfen. Den Koriander zum Garnieren aufbewahren, den Thymian in die Pfanne zu den Kichererbsen geben. Die Pfanne ausschalten und die Kichererbsen ein wenig abkühlen lassen.
8. Währenddessen aus dem restlichen Öl, dem Honig und dem Limettensaft ein Dressing rühren.
9. Gurke und Möhre zu den Kichererbsen in eine Schale geben und alles mit dem Dressing beträufeln. Die Zutaten unterheben und dann in eine Salatschale umfüllen. Zum Servieren mit den frischen Korianderblättern garnieren und die Spalte Avocado neben den Salat legen.
10. Genießen Sie es!

Nährwerte pro Portion:

200 kcal
12 g Fett
20 g Kohlenhydrate
8 g Eiweiß

Abend: Seelachsfilet mit Gemüse (Seite 72)

Tag 3

Frühstück: Waldbeeren-Smoothie (Seite 35)

Mittag: Köstliche Tortilla mit Brokkoli und Mais (Seite 50)

Abend: Kohlrabi-Salat mit Joghurt und Apfel

PORTIONEN: 1
ZUBEREITUNGSZEIT: 15 MIN

ZUTATEN:

- 1 kleiner Kohlrabi
- 1 kleiner Apfel
- 1 Ei
- Etwas Honig
- 1 EL Zitronensaft
- 70 g Naturjoghurt
- 4 Walnusskerne
- Etwas Salz und Pfeffer

ZUBEREITUNG:

1. Das Ei wachsweich kochen. Dafür etwas Wasser in einem kleinen Topf zum Kochen bringen, das Ei vorsichtig in das Wasser legen und etwa 4 bis 5 Minuten köcheln lassen.
2. In der Zwischenzeit Apfel und Kohlrabi vorbereiten.
3. Den Apfel gründlich schälen, halbieren und das Kerngehäuse heraustrennen. Den Apfel dann in feine Scheiben schneiden und auf einem kleinen Teller bereitlegen.
4. Den Kohlrabi waschen und schälen, die Enden mit einem scharfen Messer abschneiden und den Kohlrabi dann mit einem Küchenhobel verarbeiten, sodass hauchdünne Scheiben entstehen.

5. Den Joghurt in einer Schale mit dem Zitronensaft, dem Honig und etwas Salz, sowie Pfeffer nach Belieben zu einem cremigen Dressing verrühren.
6. Das Ei abschrecken, abpellen und vorsichtig halbieren.
7. Die Walnusskerne grob hacken und in einer kleinen, beschichteten Pfanne rösten, damit sie ihr Aroma entfalten.
8. Kohlrabi und Apfel in das Joghurtdressing legen und unterheben.
9. Dann den Salat in eine saubere Schale füllen und das Ei hinzugeben. Zum Servieren mit den gerösteten Walnüssen bestreuen.
10. Genießen Sie es!

Nährwerte pro Portion:

265 kcal
11 g Fett
32 g Kohlenhydrate
15 g Eiweiß

Tag 4

Frühstück: Roggenbrot mit Mango und Putenbrust

PORTIONEN: 1
ZUBEREITUNGSZEIT: 10 MIN

ZUTATEN:

- 1 Scheibe Roggenbrot
- 2 Scheiben Putenbrustaufschnitt
- 50 g Mango
- 1 EL Quark
- 1 EL Frischkäse
- Etwas Milch
- 1 Radieschen
- 1 Cherrytomate
- Etwas Schnittlauch
- Etwas Salz und Pfeffer

ZUBEREITUNG:

1. Die Scheibe des Roggenbrots abschneiden und auf einem Teller bereitstellen.
2. Den Quark mit dem Frischkäse, etwas Salz und ein klein wenig Milch in einer Schale verrühren, bis eine cremige Konsistenz erreicht ist. Anschließend auf dem Brot verteilen.
3. Die Putenbrust aus der Verpackung nehmen und kunstvoll auf dem Brot drapieren.
4. Ein Stück Mango von der Frucht abschneiden, dann in Scheiben schneiden und auf dem Brot verteilen.
5. Die Tomate waschen, den Stielansatz entfernen und die Tomate dann in Scheiben schneiden.

6. Das Radieschen gründlich waschen, die Enden mit einem scharfen Messer abschneiden und das Radieschen in dünne Scheiben schneiden. Dies gelingt am besten mit einem sehr scharfen Messer oder mit einem Küchenhobel.
7. Den Schnittlauch gründlich waschen und schütteln. Anschließend mit einer Kräuterwiege oder einem Messer fein hacken.
8. Radieschen und Cherrytomate ebenso auf dem Brot verteilen und alles abschließend mit etwas Pfeffer, sowie gehacktem Schnittlauch bestreuen.
9. Genießen Sie es!

Nährwerte pro Portion:

205 kcal
5 g Fett
28 g Kohlenhydrate
10 g Eiweiß

Mittag: Zoodle-Salat mit Pinienkernen (Seite 46)

Abend: Gebratene Putenbrust mit Brokkoli (Seite 62)

Tag 5

Frühstück: Dinkelmüsli mit Obst (Seite 26)

Mittag: Geschnetzeltes mit Champignons und Soße

PORTIONEN: 1
ZUBEREITUNGSZEIT: 25 MIN

ZUTATEN:

- 4 große Champignons
- ½ kleine Zwiebel
- 1 Knoblauchzehe
- 150 g Hähnchenbrustfilet
- 1 EL Frischkäse
- 1 EL Milch
- 1 Zweig Petersilie
- 125 g Brokkoli
- 1 Prise Paprikapulver, edelsüß
- 1 TL Olivenöl
- Etwas Salz und Pfeffer

ZUBEREITUNG:

1. Zunächst einmal das Fleisch vorbereiten. Dazu das Hähnchenfilet aus der Verpackung nehmen, waschen, mit einem Küchenpapier trockentupfen und in Würfel schneiden. Die Würfelgröße können Sie sich aussuchen. Besonders gut eignen sich Fleischwürfel mit einer Seitenlänge von etwa 1 cm.
2. Das Öl in eine beschichtete Pfanne träufeln und die Pfanne bei mittlerer Stufe auf dem Herd erhitzen.
3. Die Fleischwürfel in die Pfanne gleiten lassen und von allen Seiten gleichmäßig anbraten. Hierzu müssen die Würfel alle paar Minuten gewendet werden.
4. In der Zwischenzeit die Zwiebel und die Knoblauchzehe schälen. Beides in kleine Würfel schneiden, wobei Sie die Knoblauchzehe auch mit einer Gabel zerdrücken können.

5. Knoblauch und Zwiebel zu dem Hähnchenfleisch in die Pfanne geben und die Herdplatte etwas herunterschalten.
6. Die Champignons vorsichtig säubern, den Stiel soweit wie nötig abschneiden und die Pilze dann in Scheiben schneiden.
7. Den Brokkoli waschen und in Röschen zerteilen. Einen kleinen Topf mit etwas Salzwasser zum Kochen bringen und die Brokkoliröschen darin etwa 4 Minuten garen.
8. Das Paprikapulver, sowie etwas Salz und Pfeffer über das Hähnchen streuen, dann die Champignons in die Pfanne geben und warten, bis sich die Flüssigkeit aus ihnen löst.
9. Den Brokkoli aus dem Wasser nehmen und auf einen Teller legen.
10. Die Petersilie waschen, trockenschütteln und die Blätter von dem Stängel zupfen. Mit einem scharfen Messer oder einer Kräuterwiege hacken.
11. Milch und Frischkäse in einer kleinen Schale verrühren und dann in den Pfanneninhalt gießen. Mit einem Löffel vorsichtig unterheben, den Herd ausschalten und das Geschnetzelte ein letztes Mal mit Salz und Pfeffer abschmecken.
12. Das Geschnetzelte neben dem Brokkoli anrichten und mit der frisch gehackten Petersilie bestreuen.
13. Genießen Sie es!

Nährwerte pro Portion:

270 kcal
10 g Fett
9 g Kohlenhydrate
45 g Eiweiß

Abend: Mediterraner Abendsalat mit Schinken und Pfirsich (Seite 66)

Tag 6

Frühstück: Buntes Gemüse mit Eiern (Seite 22)

Mittag: Überbackener Blumenkohlreis (Seite 38)

Abend: Quinoa-Creme mit Gemüse

PORTIONEN: 1

ZUBEREITUNGSZEIT: 25 MIN

ZUTATEN:

- 1 EL Schmand
- 125 g Spinat
- ½ kleine Zwiebel
- 1 Knoblauchzehe
- 5 cm Knollensellerie
- 50 g Quinoa
- 125 ml Gemüsebrühe
- 1 Spritzer Zitronensaft
- 1 Zweig Koriander
- 1 TL Olivenöl
- 1 Prise Paprikapulver, rosenscharf
- Etwas Salz und Pfeffer

ZUBEREITUNG:

1. Zunächst einmal die Quinoa vorbereiten. Dazu Etwas Wasser in einem Topf zum Kochen bringen und die Quinoa in ein Sieb geben. Das Wasser über die Quinoa gießen, damit diese ihre Bitterstoffe verliert.
2. Anschließend erneut etwas Wasser in den Topf geben, dieses aufkochen und mit Salz, sowie ein wenig Pfeffer würzen. Die Quinoa hineingeben und bei mittlerer Hitze köcheln lassen, bis die Quinoa gar ist. Dies dauert etwa 12 Minuten.
3. In der Zwischenzeit die anderen Zutaten zubereiten.
4. Den Spinat gründlich waschen, trockenschleudern und von harten Stielen befreien.
5. Die Knoblauchzehe und die Zwiebel schälen und beides in Würfel schneiden. Die Würfel müssen nicht so klein sein, da die Suppe später püriert wird.
6. Den Sellerie waschen und schälen, anschließend ebenfalls in Würfel schneiden.
7. Einen Topf auf den Herd stellen, auf mittlerer Stufe erhitzen und etwas Öl hineingeben. Dann den Sellerie, sowie den Knoblauch und die Zwiebel hinzufügen und alles gemeinsam einige Minuten dünsten. Mit Salz, Pfeffer und Paprikapulver würzen.
8. Die Gemüsebrühe anrühren und den Topfinhalt damit ablöschen. Zum Kochen bringen und etwa 10 Minuten köcheln lassen.
9. Den Spinat in die Suppe geben und einmal aufkochen lassen.
10. Die Quinoa aus dem Topf in ein Sieb gießen, kurz abtropfen lassen und dann ebenfalls in die Suppe geben.

11. Die Suppe vom Herd nehmen und mit einem Pürierstab zu einer homogenen Creme pürieren.
12. Den Koriander waschen, trockenschütteln und die Blätter von dem Stiel zupfen.
13. Schmand und Zitronensaft verrühren. Dann die Creme in eine saubere Schale füllen, den Schmand hinzugeben und mit dem Koriander garnieren.
14. Genießen Sie es!

Nährwerte pro Portion:

275 kcal
10 g Fett
38 g Kohlenhydrate
12 g Eiweiß

Tag 7

Frühstück: Exotisches Fruchtmus

PORTIONEN: 1
ZUBEREITUNGSZEIT: 12 MIN

ZUTATEN:

- 1 Apfel
- ½ Mandarine
- ¼ Papaya
- 1 Spritzer Zitronensaft
- Etwas Honig
- 1 TL Mandelplättchen
- 1 TL Chia Samen

ZUBEREITUNG:

1. Die Papaya aufschneiden, die Kerne herausschaben und anschließend die Schale abschneiden. Wenn die Papaya bereits sehr reif ist, dann geht dies einfacher, denn die harten Stellen sind schwieriger zu schälen.
2. Den Apfel gründlich waschen, dann ebenfalls schälen. Hierbei sehr vorsichtig sein, um die Schale möglichst dünn abzuschneiden. Den Apfel dann aufschneiden und das Kerngehäuse entfernen.
3. Die Mandarine schälen und anschließend auch die weißen Häute, sowie die Kerne entfernen.
4. Das Fruchtfleisch der Mandarine gemeinsam mit dem Apfel, der Papaya, etwas Zitronensaft, sowie Honig nach Bedarf in einen Mixbecher geben und gründlich pürieren.
5. Das Fruchtpüree in eine saubere Schale füllen und mit den Chia Samen bestreuen.

6. Die Mandelplättchen in einer kleinen, beschichteten Pfanne ohne Öl rösten und dabei regelmäßig wenden, damit sie nicht anbrennen.
7. Zum Garnieren die Mandelplättchen auf das Fruchtpüree streuen.
8. Genießen Sie es!

Nährwerte pro Portion:

220 kcal
12 g Fett
30 g Kohlenhydrate
7 g Eiweiß

Mittag: Gebackenes Hähnchen mit Gemüse (Seite 42)

Abend: Aromatische Gemüsesuppe mit Kokos (Seite 64)

Tag 8

Frühstück: Waldbeeren-Smoothie (Seite 35)

Mittag: Gemischter Salat mit Aubergine

PORTIONEN: 1
ZUBEREITUNGSZEIT: 25 MIN

ZUTATEN:

- 1 Handvoll Feldsalat
- 150 g Aubergine
- 1 Prise Kumin
- 1 Prise Paprikapulver, edelsüß
- 1 Prise Chiliflocken
- 200 g Süßkartoffel
- ½ rote Paprika
- 1 EL Olivenöl
- ½ kleine Zwiebel
- 1 Knoblauchzehe
- 1 Zweig Petersilie
- 1 cm Ingwer
- 1 Spritzer Zitronensaft
- Etwas Salz und Pfeffer

ZUBEREITUNG:

1. Die Süßkartoffel mit einem Kartoffelschäler schälen und in kleine Würfel schneiden.
2. Die Aubergine waschen, ihre Enden mit einem kleinen Messer abschneiden und die Aubergine anschließend ebenfalls in Würfel schneiden.
3. Die Knoblauchzehe und die Zwiebel schälen und beides würfeln. Wenn Sie möchten, dann können Sie den Knoblauch auch mit einer Gabel zerdrücken.
4. Den Ingwer schälen und mit einer Küchenreibe fein reiben.

5. Das Öl in einer beschichteten Pfanne erhitzen und dann Aubergine, Süßkartoffel, Zwiebel und Knoblauch darin dünsten.
6. In regelmäßigen Abständen wenden, damit das Gemüse gleichmäßig gar wird, ohne anzubrennen.
7. Kumin, Ingwer, Chiliflocken und Paprikapulver in die Pfanne streuen und unterrühren.
8. Die Paprika waschen, halbieren und die Kerne, sowie den Stielansatz entfernen. Die Paprika dann in kleine Würfel schneiden.
9. Den Feldsalat waschen, trockenschleudern und in einer Schale bereitstellen.
10. Zitronensaft, Salz, Pfeffer und etwas Olivenöl zu einem Dressing verrühren und ebenfalls in einer Schale bereitstellen.
11. Das Gemüse aus der Pfanne in die Schale mit dem Feldsalat füllen, die Paprika hinzufügen und kurz unterheben. Dann in eine saubere Schale füllen und mit dem Dressing beträufeln.
12. Die Petersilie waschen, schütteln und die Blätter von dem Zweig zupfen. Dann fein hacken und zum Servieren über den Salat streuen.
13. Genießen Sie es!

Nährwerte pro Portion:

455 kcal
16 g Fett
15 g Kohlenhydrate
10 g Eiweiß

Abend: Hähnchenkeule mit selbstgemachtem Krautsalat (Seite 58)

Tag 9

Frühstück: Roggenbrot mit scharfem Frischkäse (Seite 30)

Mittag: Gebratener Lachs mit Gemüse (Seite 48)

Abend: Vegetarische Wraps

PORTIONEN: 1

ZUBEREITUNGSZEIT: 35 MIN

ZUTATEN:

- 1 EL Sojasprossen
- 1 Stück Selleriestange
- 200 g Blumenkohl
- ½ Möhre
- 20 g Fetakäse
- 1 kleine Gurke
- 1 Stück Paprika
- 1 Spritzer Zitronensaft
- 1 Prise Chiliflocken
- 1 Prise Kumin
- 1 Prise Paprikapulver, edelsüß
- 1 Zweig Koriander
- 1 TL Olivenöl
- Etwas Salz und Pfeffer

ZUBEREITUNG:

1. Zunächst einmal die Gurke waschen, schälen und dann der Länge nach in dünne Scheiben schneiden. Wenn Sie eine Gurke mit Bio-Qualität verwenden, dann müssen Sie diese nicht schälen.
2. Die Paprika waschen, das Kerngehäuse und den Stielansatz entfernen und die Paprika in kleine Würfel schneiden.
3. Die Möhre schälen, die Enden abschneiden und anschließend in lange, dünne Stifte schneiden. Dies geht am besten mit einem kleinen, scharfen Messer.

4. Die Selleriestange waschen und in feine Scheiben schneiden.
5. Den Blumenkohl waschen und in kleine Röschen zerteilen.
6. Etwas Öl in einer beschichteten Pfanne erhitzen und dann das Gemüse (Paprika, Möhre, Sellerie und Blumenkohl) darin etwa 15 Minuten dünsten.
7. Sie können es zunächst scharf anbraten und den Herd dann etwas herunterstellen, damit Blumenkohl und Möhre in Ruhe weich werden können, ohne anzubrennen.
8. Den Pfanneninhalt mit Kumin, Chiliflocken, Paprikapulver, Salz und Pfeffer würzen.
9. Den Herd ausschalten und die Sojasprossen unter das Gemüse mischen.
10. Den Koriander waschen, trockenschütteln und die Blätter von dem Stängel zupfen. Mit einem scharfen Messer in feine Streifen schneiden und über das Gemüse in der Pfanne streuen.
11. Die Gurkenscheiben nebeneinanderlegen und mit jeweils etwas Gemüsemischung befüllen. Dann mit einigen Krümeln Käse bestreuen und schließlich zum Servieren mit einem Zahnstocher zusammenstecken.
12. Genießen Sie es!

Nährwerte pro Portion:

250 kcal
16 g Fett
22 g Kohlenhydrate
6 g Eiweiß

Tag 10

Frühstück: Roggenbrot mit Frischkäse, Gurke und Avocado

PORTIONEN: 1
ZUBEREITUNGSZEIT: 10 MIN

ZUTATEN:

- 4 Scheiben Gurke
- 1 Scheibe Roggenbrot
- 1 EL Frischkäse
- 1 Spritzer Limettensaft
- ¼ Avocado
- 1 EL Magerquark
- 1 Zweig Koriander
- Etwas Salz und Pfeffer

ZUBEREITUNG:

1. Die Scheibe Brot abschneiden und auf einem Teller bereitlegen.
2. Den Frischkäse mit dem Magerquark, einem Spritzer Zitronensaft und etwas Salz in eine Schale geben und gründlich verrühren. Dann das Brot mit der Frischkäsemischung bestreichen.
3. Die Gurke waschen, schälen und in Scheiben schneiden. Wenn Sie eine Gurke mit Bio-Qualität verwenden, dann müssen Sie die Schale nicht abschneiden.
4. Die Avocado aufschneiden und den Stein entfernen. Dann das Fruchtfleisch mit einem Löffel aus der Schale lösen und mit einem Messer vorsichtig in Scheiben schneiden.
5. Die Gurkenscheiben und die Avocado gleichmäßig auf dem Brot verteilen.

6. Den Koriander waschen, trockenschütteln und die Blätter von dem Stängel zupfen. Dann die Blätter mit einem scharfen Messer in feine Streifen schneiden und auf Gurke und Avocado verteilen. Zum Abschluss mit etwas Pfeffer bestreuen, fertig ist ein nahrhaftes, gesundes Frühstück.
7. Genießen Sie es!

Nährwerte pro Portion:

265 kcal
14 g Fett
35 g Kohlenhydrate
4 g Eiweiß

Mittag: Gebackenes Hähnchen mit Gemüse (Seite 42)

Abend: Kichererbsensalat mit Koriander (Seite 74)

Tag 11

Frühstück: Früchtequark mit Honig (Seite 36)

Mittag: Gemüsenudeln mit Parmesan und Basilikum

PORTIONEN: 1

ZUBEREITUNGSZEIT: 20 MIN

ZUTATEN:

- 1 TL Olivenöl
- 1 Zweig Thymian
- 1 Zweig Oregano
- 1 Möhre
- 3 EL Gemüsebrühe
- 1 kleine Handvoll Rucola
- 4 Cherrytomaten
- 1 TL Parmesan, gerieben
- 1 Zweig Koriander
- 1 Spritzer Zitronensaft
- Etwas Salz und Pfeffer

ZUBEREITUNG:

1. Die Möhre schälen, die Enden mit einem scharfen Messer abschneiden und die Möhre dann mit einem Spiralschneider zu Nudeln verarbeiten (oder mit einem scharfen, kleinen Messer in lange, dünne Stifte schneiden).
2. Eine Pfanne auf den Herd stellen, die Möhren-Nudeln hineinlegen und mit etwas Gemüsebrühe dünsten. Einige Minuten garen lassen und dabei regelmäßig wenden, damit die Möhre nicht anbrennt.
3. In der Zwischenzeit die anderen Zutaten vorbereiten:
4. Thymian, Oregano und Koriander waschen, trockenschütteln und hacken. Dafür vor dem Kleinschneiden die Blätter von den Stängeln zupfen.

5. Die Cherrytomaten waschen, den Stielansatz bei Bedarf entfernen und dann halbieren.
6. Die Rucola waschen, trockenschütteln oder schleudern und bei Bedarf mit den Fingern etwas zerrupfen.
7. Das Olivenöl mit etwas Zitronensaft, sowie Salz und Pfeffer zu einem Dressing verrühren.
8. Die Möhren aus der Pfanne in eine saubere Schale füllen, mit Tomaten und Rucola anrichten und zum Servieren mit den frisch gehackten Kräutern, sowie geriebenem Parmesan bestreuen.
9. Genießen Sie es!

Nährwerte pro Portion:

275 kcal
20 g Fett
15 g Kohlenhydrate
11 g Eiweiß

Abend: Aromatische Gemüsesuppe mit Kokos (Seite 64)

Tag 12

Frühstück: Dinkelmüsli mit Obst (Seite 86)

Mittag: Gebratenes Hähnchenbrustfilet mit Gemüsepüree (Seite 55)

Abend: Würzige Pilzpfanne mit Tofu

PORTIONEN: 1

ZUBEREITUNGSZEIT: 25 MIN

ZUTATEN:

- 6 große Champignons
- 1 Messerspitze Dijonsenf
- 100 g Tofu
- 1 Zweig Petersilie
- Etwas Schnittlauch
- 1 TL Olivenöl
- 1 Prise Paprikapulver, edelsüß
- 1 Prise Chiliflocken
- 50 ml Orangensaft
- 1 Spritzer Zitronensaft
- ½ kleine Zwiebel
- 1 Knoblauchzehe
- Etwas Salz und Pfeffer

ZUBEREITUNG:

1. Das Tofu aus der Verpackung nehmen, gründlich abtropfen lassen und dann in Würfel schneiden.
2. Die Zwiebel und die Knoblauchzehe schälen und würfeln. Die Knoblauchzehe können Sie auch mit einer Gabel zerdrücken, wenn Ihnen dies lieber ist.
3. Das Olivenöl in einer Pfanne erhitzen und das Tofu darin kräftig anbraten. Die Würfel wenden, damit sie nicht anbrennen, gleichzeitig aber auch gleichmäßig braun werden.

4. Knoblauch und Zwiebel in die Pfanne zum Tofu geben und gemeinsam dünsten.
5. Die Champignons säubern und die Stiele nach Wunsch abschneiden. Die Pilze in Streifen schneiden und in die Pfanne zu dem Tofu geben. Dünsten und wenden, bis die Pilze gar sind.
6. Mit Orangensaft, Paprikapulver, Chiliflocken, Zitronensaft, Salz und Pfeffer abschmecken und auch den Senf unterrühren.
7. Den Schnittlauch und die Petersilie waschen und beides mit einem scharfen Messer fein hacken.
8. Die Pilzpfanne auf einen Teller füllen und mit den frisch gehackten Kräutern bestreuen.
9. Genießen Sie es!

Nährwerte pro Portion:

235 kcal
11 g Fett
11 g Kohlenhydrate
20 g Eiweiß

Tag 13

Frühstück: Frühstücksomelett

PORTIONEN: 1
ZUBEREITUNGSZEIT: 12 MIN

ZUTATEN:

- 1 TL Olivenöl
- 1 Ei
- 1 EL Milch
- 2 EL Frischkäse
- 1 Tomate
- 1 kleine Handvoll Rauke
- Etwas Salz und Pfeffer

ZUBEREITUNG:

1. Zunächst einmal das Omelett zubereiten. Dazu das Ei in einer kleinen Schale mit der Milch verquirlen. Eine kleine beschichtete Pfanne bereitstellen und etwas Olivenöl hineingeben.
2. Die Pfanne erhitzen und das verquirlte Ei hineingeben. Einige Minuten braten lassen, dann vorsichtig wenden, sodass das Omelett nicht kaputtgeht. Mit etwas Salz bestreuen und fertig braten.
3. Die Tomate waschen, den Stielansatz herausschneiden und die Tomate dann in Scheiben schneiden.
4. Die Rauke waschen, trockenschleudern und bereitstellen.
5. Das Omelett aus der Pfanne auf einen Teller gleiten lassen, mit dem Frischkäse bestreichen und den Tomatenscheiben belegen. Mit Rucola anrichten und sofort servieren.
6. Genießen Sie es!

Nährwerte pro Portion:

165 kcal
12 g Fett
3 g Kohlenhydrate
13 g Eiweiß

Mittag: Köstliche Tortilla mit Brokkoli und Mais (Seite 50)

Abend: Selbstgemachte scharfe Paste mit Brot (Seite 68)

Tag 14

Frühstück: Mediterranes Omelett mit Parmesan (Seite 24)

Mittag: Gemüsepuffer mit Minze und Thymian

PORTIONEN: 1

ZUBEREITUNGSZEIT: 25 MIN

ZUTATEN:

- 150 g Blumenkohl
- 1 EL Semmelbrösel
- 1 Spritzer Zitronensaft
- 1 Zweig Minze
- 1 Zweig Thymian
- 2 EL Joghurt
- 1 EL Magerquark
- ½ Frühlingszwiebel
- 20 g Schafskäse
- 1 Spritzer Olivenöl
- ½ Ei
- 2 EL Haferflocken
- Etwas Salz und Pfeffer

ZUBEREITUNG:

1. Den Blumenkohl in kleine Röschen zerteilen und in einem kleinen Topf mit Salzwasser zum Kochen bringen. Etwa 12 Minuten kochen lassen, bis der Blumenkohl beinahe gar ist.
2. Die Frühlingszwiebel waschen, in sehr feine Ringe schneiden und bereitstellen.
3. Die Semmelbrösel mit den Haferflocken und dem Ei verrühren. Den Blumenkohl und die Frühlingszwiebel hinzufügen und alles zusammen stampfen und verkneten.

4. Kleine Puffer formen und diese in einer beschichteten Pfanne in sehr wenig Öl braten. Nach einigen Minuten wenden und auch von der anderen Seite braten.
5. In der Zwischenzeit die Joghurtsoße zubereiten.
6. Den Thymian und die Minze waschen, die Blätter von den Stängeln zupfen und mit einem scharfen Messer feinhacken. Hierzu kann auch eine Kräuterwiege verwendet werden.
7. Den Magerquark gemeinsam mit dem Joghurt, den gehackten Kräutern, etwas Zitronensaft und Olivenöl in eine Schale geben und gut verrühren. Dann mit Salz und Pfeffer abschmecken.
8. Die Blumenkohlpuffer auf einen Teller legen und gemeinsam mit der Joghurtsoße servieren.
9. Genießen Sie es!

Nährwerte pro Portion:

300 kcal
11 g Fett
31 g Kohlenhydrate
19 g Eiweiß

Abend: Gebratene Putenbrust mit Brokkoli (Seite 62)

Schlusswort

Ich freue mich sehr darüber, dass Sie sich zu dem Kauf dieses Buches entschieden haben.

Ich bin mir sicher, dass Sie mit den Informationen und Tipps, die Sie in diesem Buch finden, einen optimalen Start in Ihre neue Ernährungsform gefunden haben.

Vielen Dank, dass ich Sie auf einem Stück Ihres Lebensweges begleiten durfte, ich wünsche Ihnen viel Erfolg beim Umsetzen Ihrer Träume und bin froh darüber, Sie zu einem gesünderen Lebensstil führen zu dürfen.

Haftungsausschluss

Dieses Buch enthält Meinungen und Ideen des Autors / der Autorin und hat die Absicht, Menschen hilfreiches und informatives Wissen zu vermitteln. Die enthaltenen Strategien passen möglicherweise nicht zu jedem Leser, und es gibt keine Garantie dafür, dass sie auch wirklich bei jedem funktionieren. Die Benutzung dieses Buchs und die Umsetzung der darin enthaltenden Informationen erfolgt ausdrücklich auf eigenes Risiko. Haftungsansprüche gegen den Autor für Schäden materieller oder ideeller Art, die durch die Nutzung oder Nichtnutzung der Informationen bzw. durch die Nutzung fehlerhafter und/oder unvollständiger Informationen verursacht wurden, sind ausdrücklich ausgeschlossen. Das Werk, inklusive aller Inhalte, gewährt keine Garantie oder Gewähr für Aktualität, Korrektheit, Vollständigkeit und Qualität der bereitgestellten Informationen. Druckfehler und Fehlinformationen können nicht vollständig ausgeschlossen werden.

Impressum: ZP Digital Mihail Kogalniceanu 66 of.3 MD-2009 Chișinău Moldova, zpdigital@yahoo.com

Printed in Germany
by Amazon Distribution
GmbH, Leipzig

22897731R00066